つよい歯《は》をつくろう

北川 チハル 文　ながおか えつこ 絵

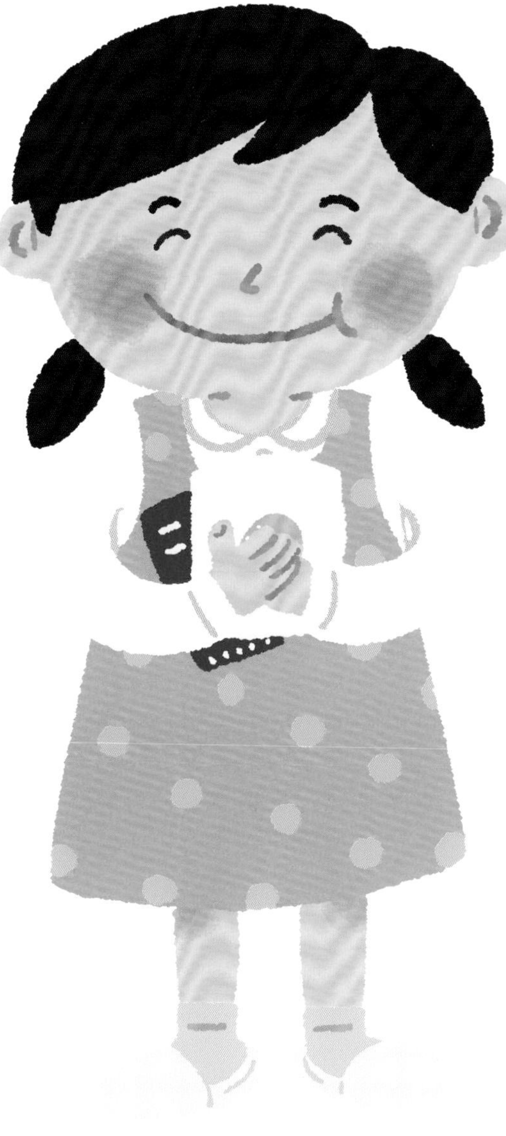

くもん出版

めいちゃんは、
おやつを食《た》べています。
「きょうは、歯《は》いしゃさんへ
いく日《ひ》だよ」
おかあさんが、いいました。

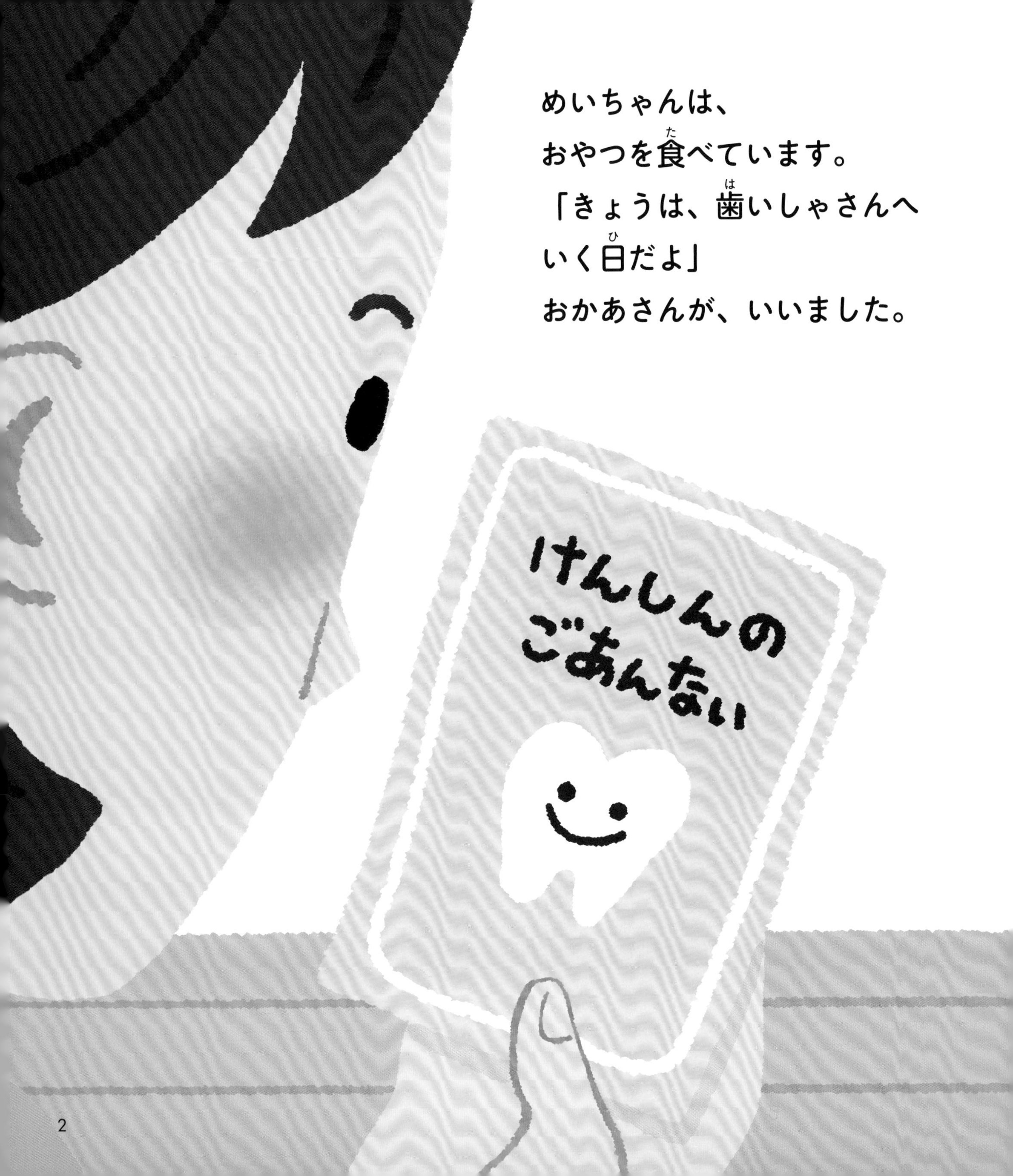

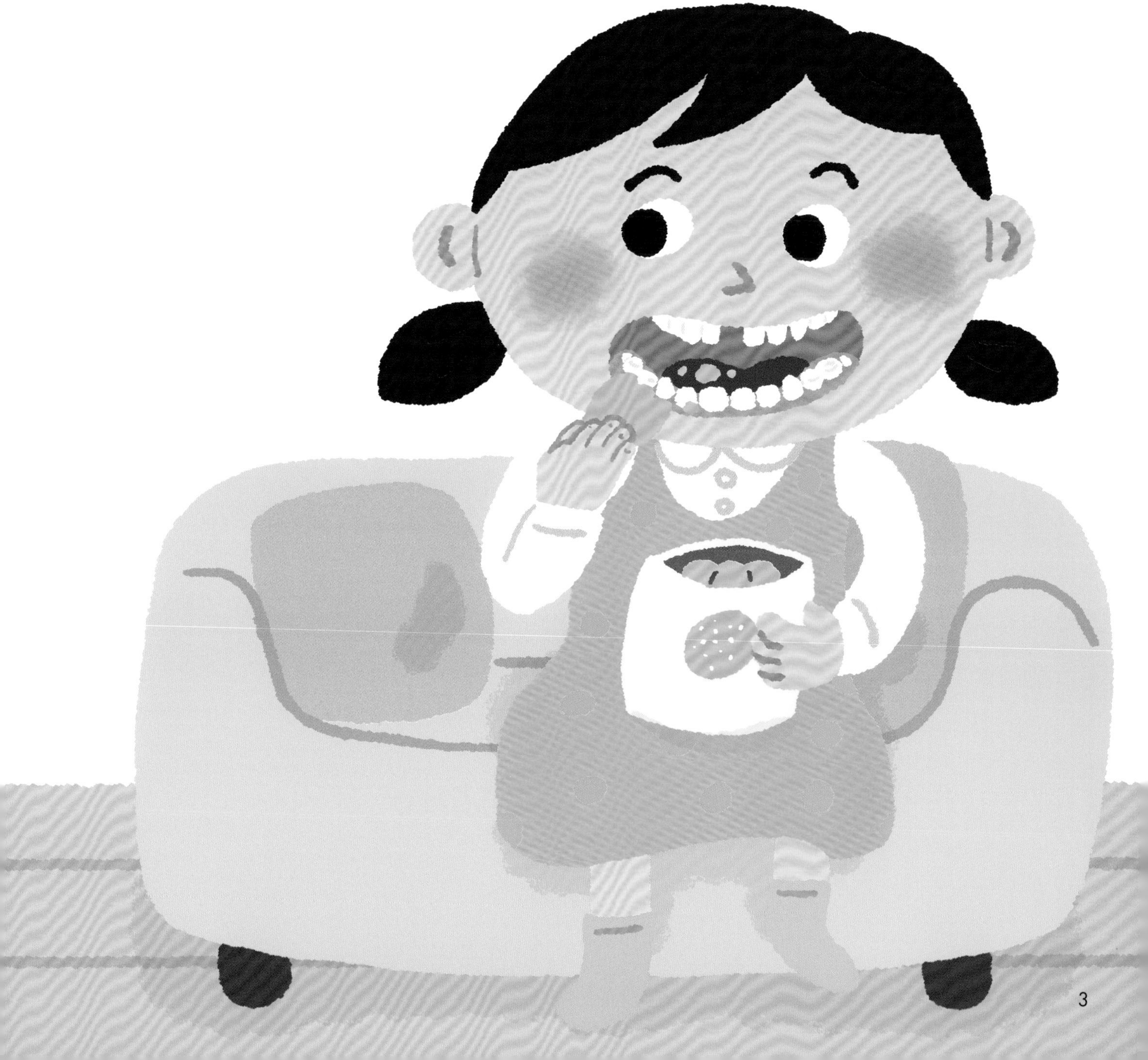

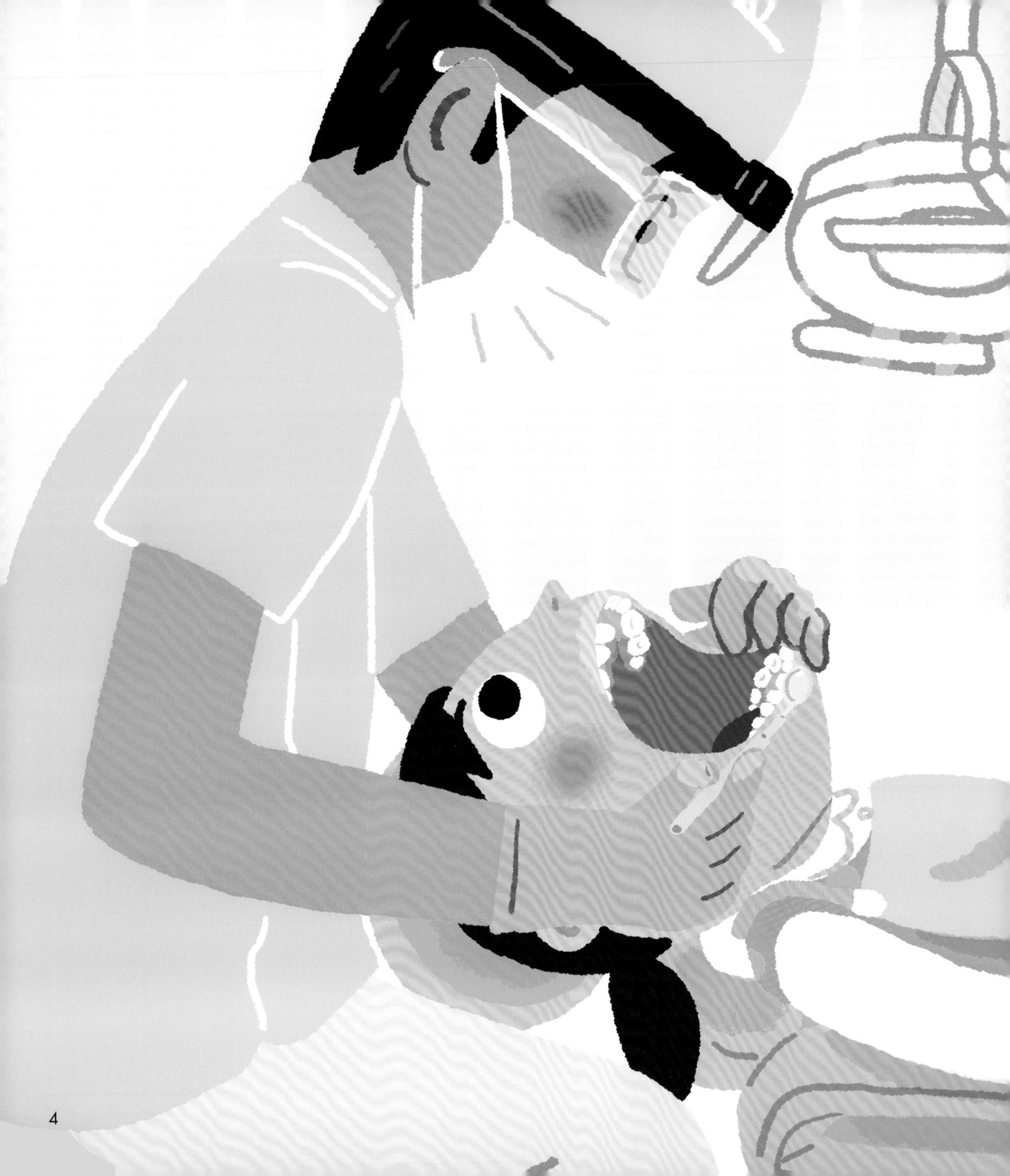

「おや？　めいちゃん、
むし歯《ば》になりかけの歯《は》があるね」

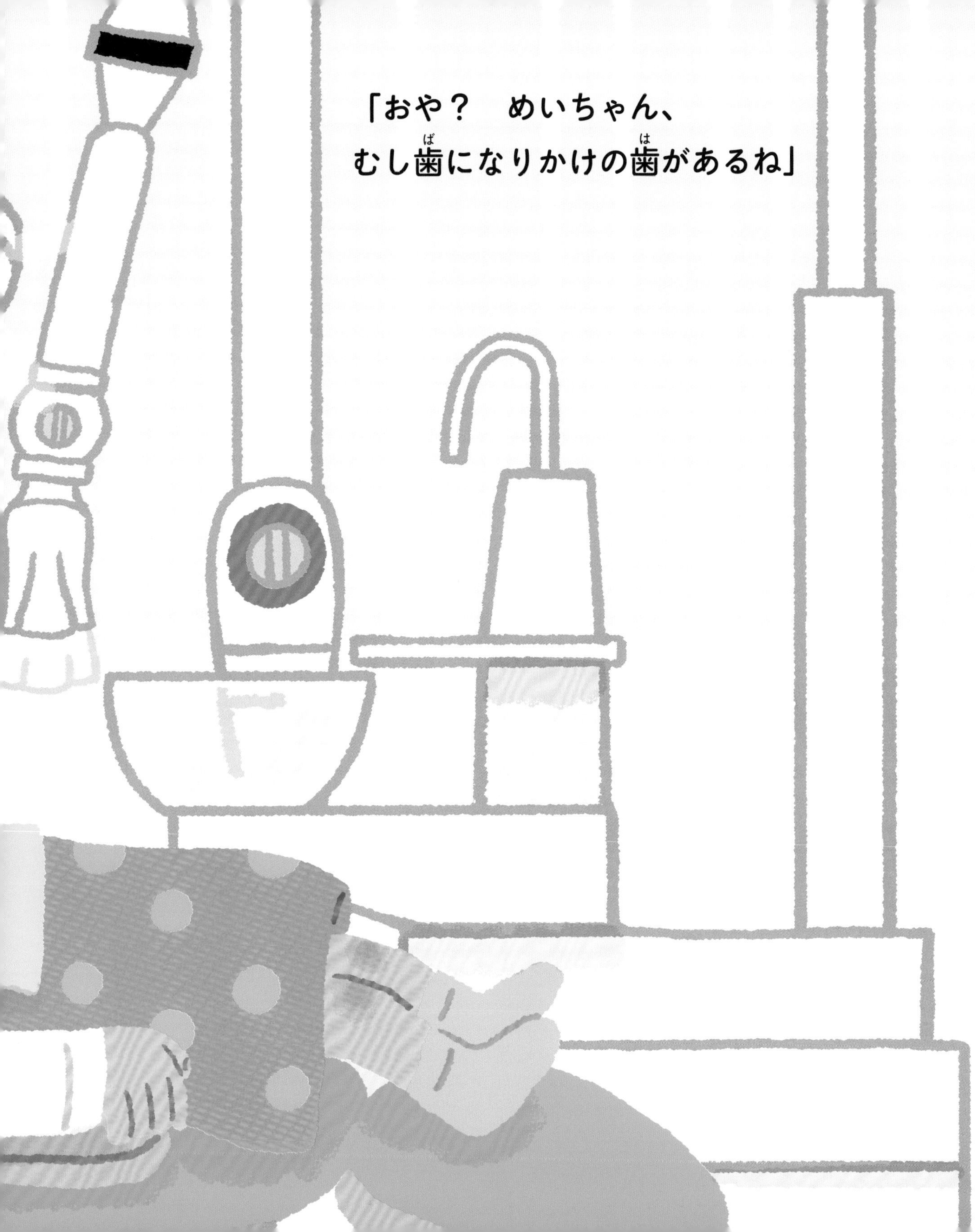

「でも、このぐらいなら、
めいちゃんが、がんばればなおるかも」
「え？　わたしが、がんばればいいの？」

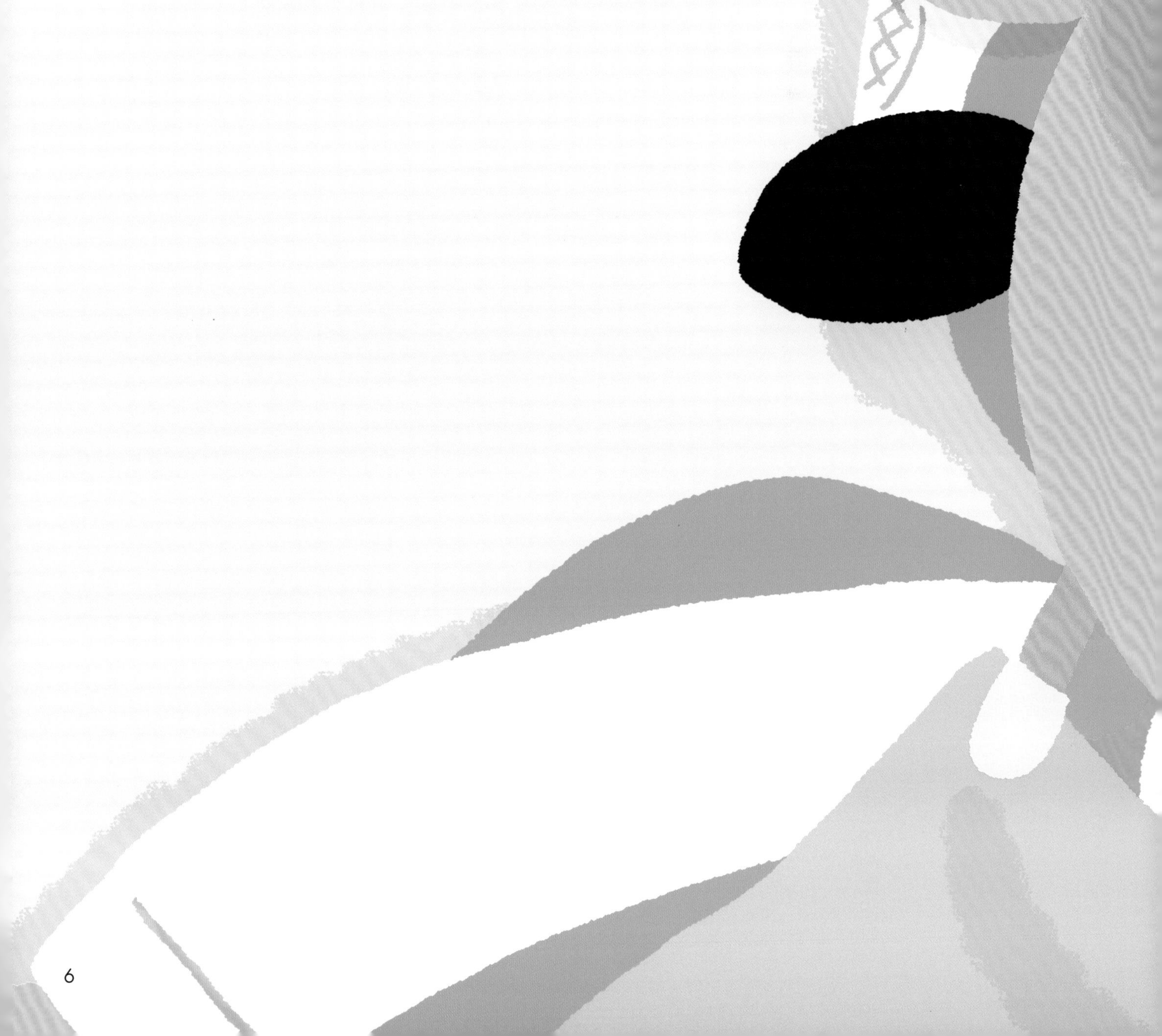

『お客さまアンケート』ご協力のお願い

この度は、くもんの商品をお買い上げいただき、誠にありがとうございます。
わたしたちは、出版物や教育関連商品を通じて子どもたちの未来に貢献できるよう、日々商品開発を行なっております。
今後の商品開発や改訂の参考とさせていただきますので、本商品につきまして、お客さまの率直なご意見・ご感想をお聞かせください。

裏面のアンケートにご協力いただきますと、
「図書カード（1,000円分）」を
抽選で毎月100名様に、プレゼントいたします。
※『図書カード』の抽選結果は、賞品の発送をもってかえさせていただきます。

『お客さまアンケート』個人情報保護について

『お客さまアンケート』にご記入いただいたお客さまの個人情報は、以下の目的にのみ使用し、他の目的には一切使用いたしません。
①弊社内での商品企画の参考にさせていただくため
②当選者の方へ「図書カード」をお届けするため
なお、お客さまの個人情報の訂正・削除につきましては、下記の窓口までお申し付けください。

くもん出版お客さま係
東京都港区高輪4-10-18 京急第1ビル 13F
0120-373-415（受付時間 月～金 9:30～17:30　祝日除く）
-mail info@kumonshuppan.com

56218 「つよい歯をつくろう」

お子さまの生年月・性別		生年（西暦下2ケタ）・月	性別
	お読みになるお子さま	年　　月	男 ／ 女
	ごきょうだい	年　　月	男 ／ 女

この本についてのご意見、ご感想をお聞かせください。

Q1 内容面では、いかがでしたか？

1. 期待以上　2. 期待どおり　3. どちらともいえない
4. 期待はずれ　5. まったく期待はずれ

Q2 それでは、価格的にみて、いかがでしたか？

1. 十分見合っている　2. 見合っている　3. どちらともいえない
4. 見合っていない　5. まったく見合っていない

Q3 この本のことは、何で知りましたか？

1. 広告を見て　2. 書評・紹介記事で　3. 人からすすめられて
4. 書店で見て　5. 学校の図書館で見て　6. その他（　　　　）

Q4 これから、どんな作家の本、どんな内容の本を読みたいですか？

ご協力、どうもありがとうございました。

郵 便 は が き

恐れ入りますが、
切手を
お貼りください。

108-8617

東京都港区高輪4-10-18
京急第1ビル 13F
（株）くもん出版
お客さま係 行

フリガナ	
お 名 前	
ご 住 所	〒□□□-□□□□ 都道府県 区市郡
ご連絡先	TEL （ ）
Eメール	@

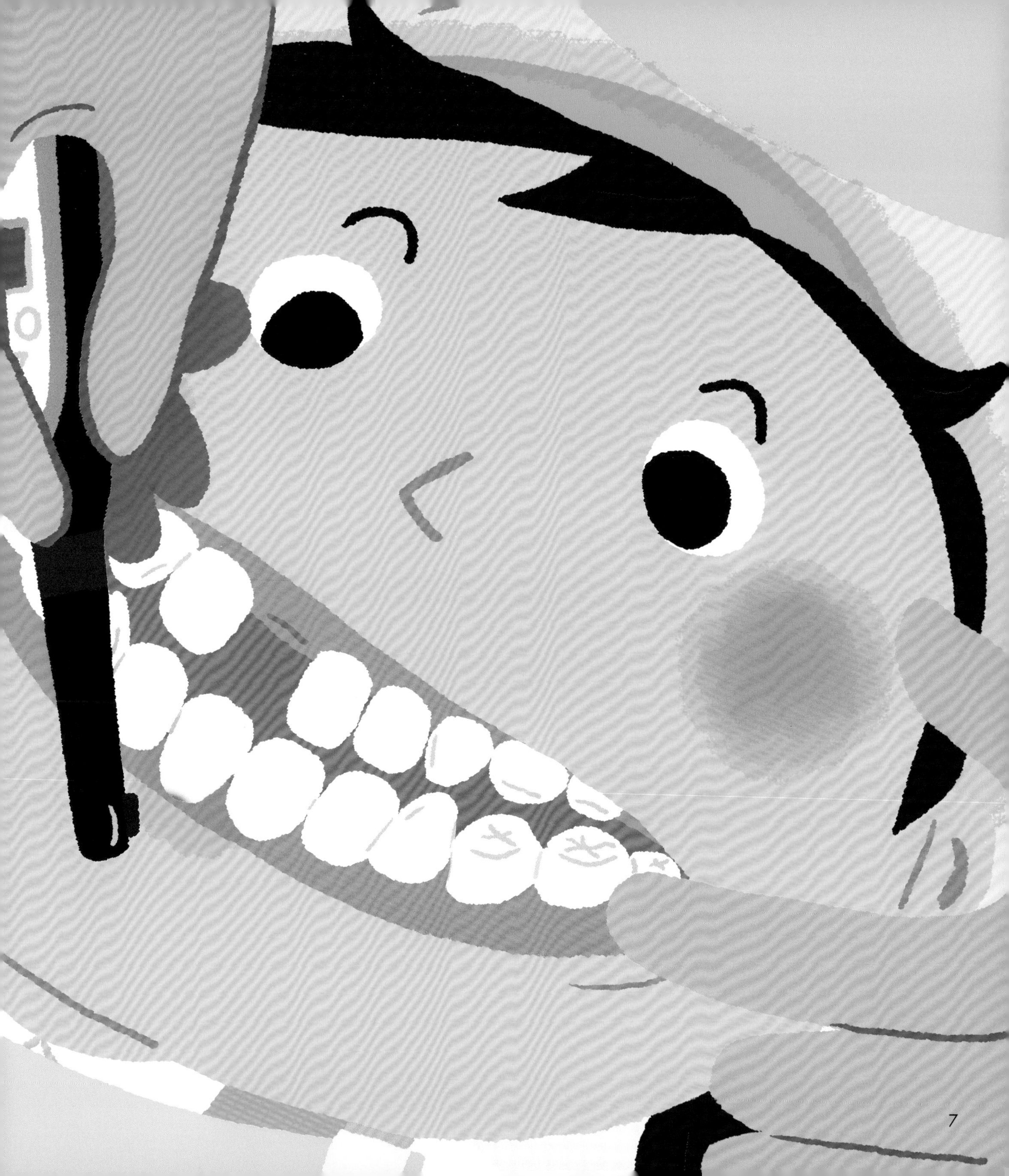

びっくりしているめいちゃんに、
けんたろう先生《せんせい》は、
むし歯《ば》が、できるしくみを
おしえてくれました。

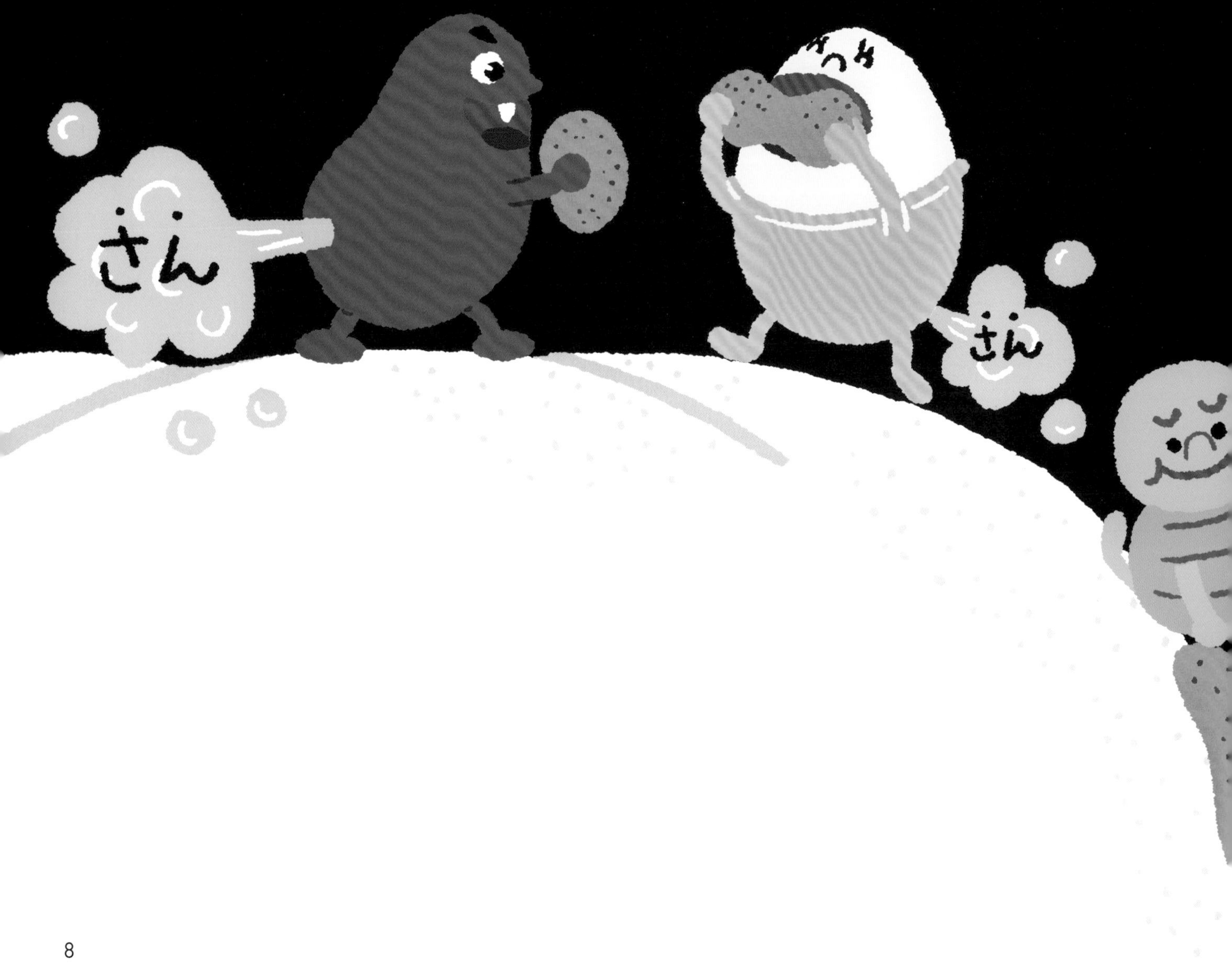

「ごはんやおやつを食《た》べるたび、
むし歯《ば》きんたちが、食《た》べかすをごはんにして、
さんっていうものを出《だ》すんだよ。
さんが、歯《は》のひょうめんを、とかしているんだ」
「わー、たいへんだ」

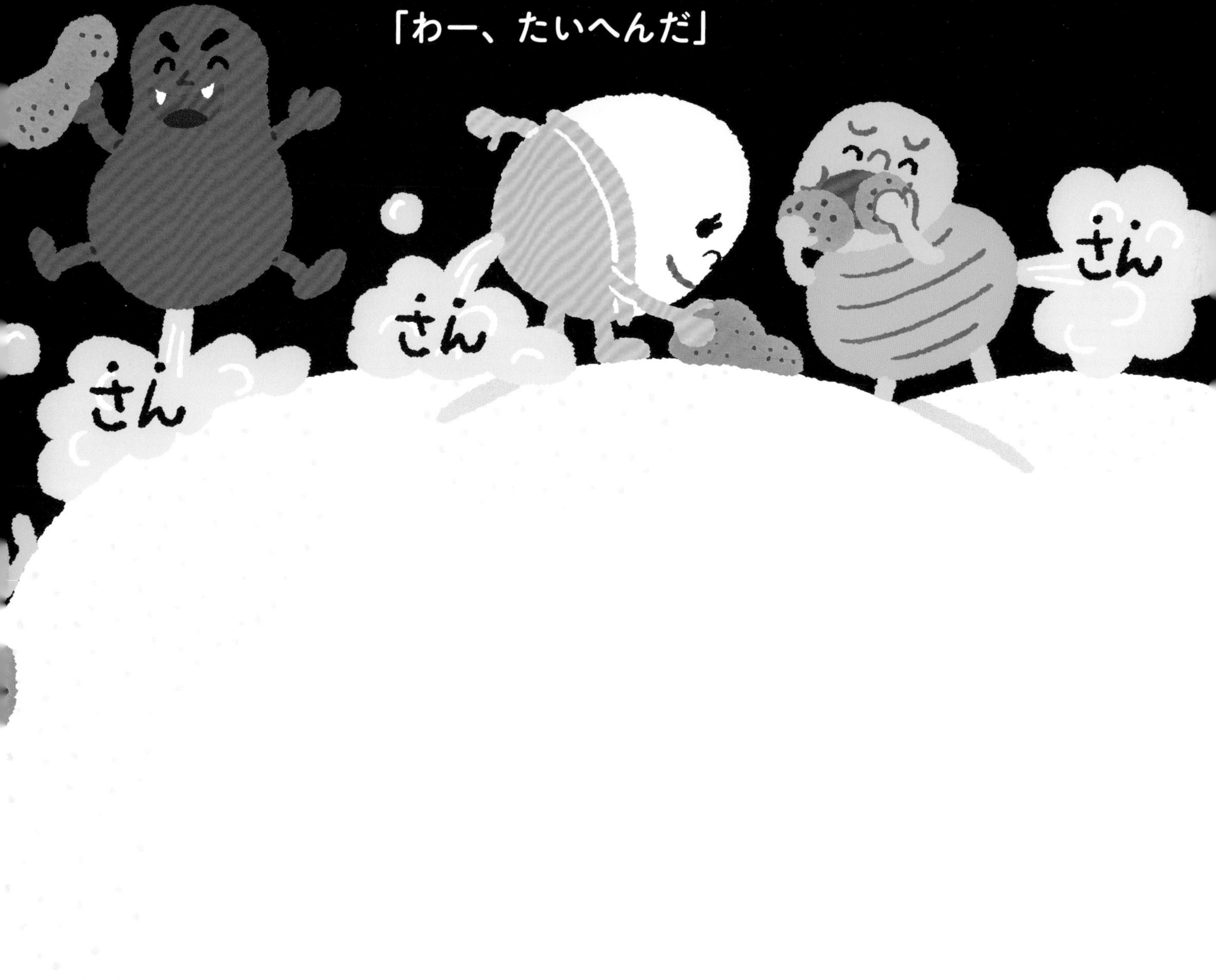

「どんどんとけていくと、
むし歯《ば》になってしまうのさ」
「えー、やだよう」

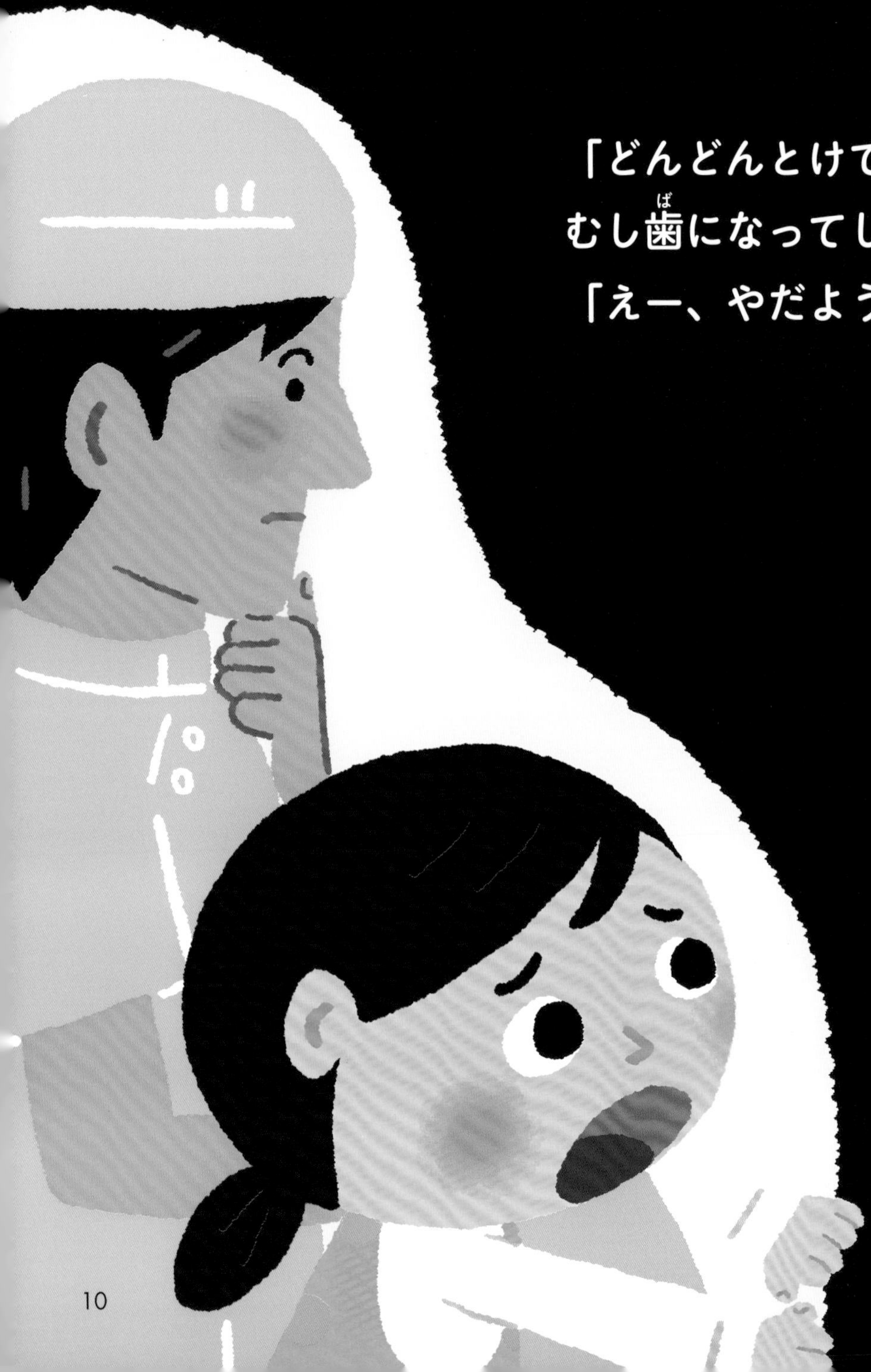

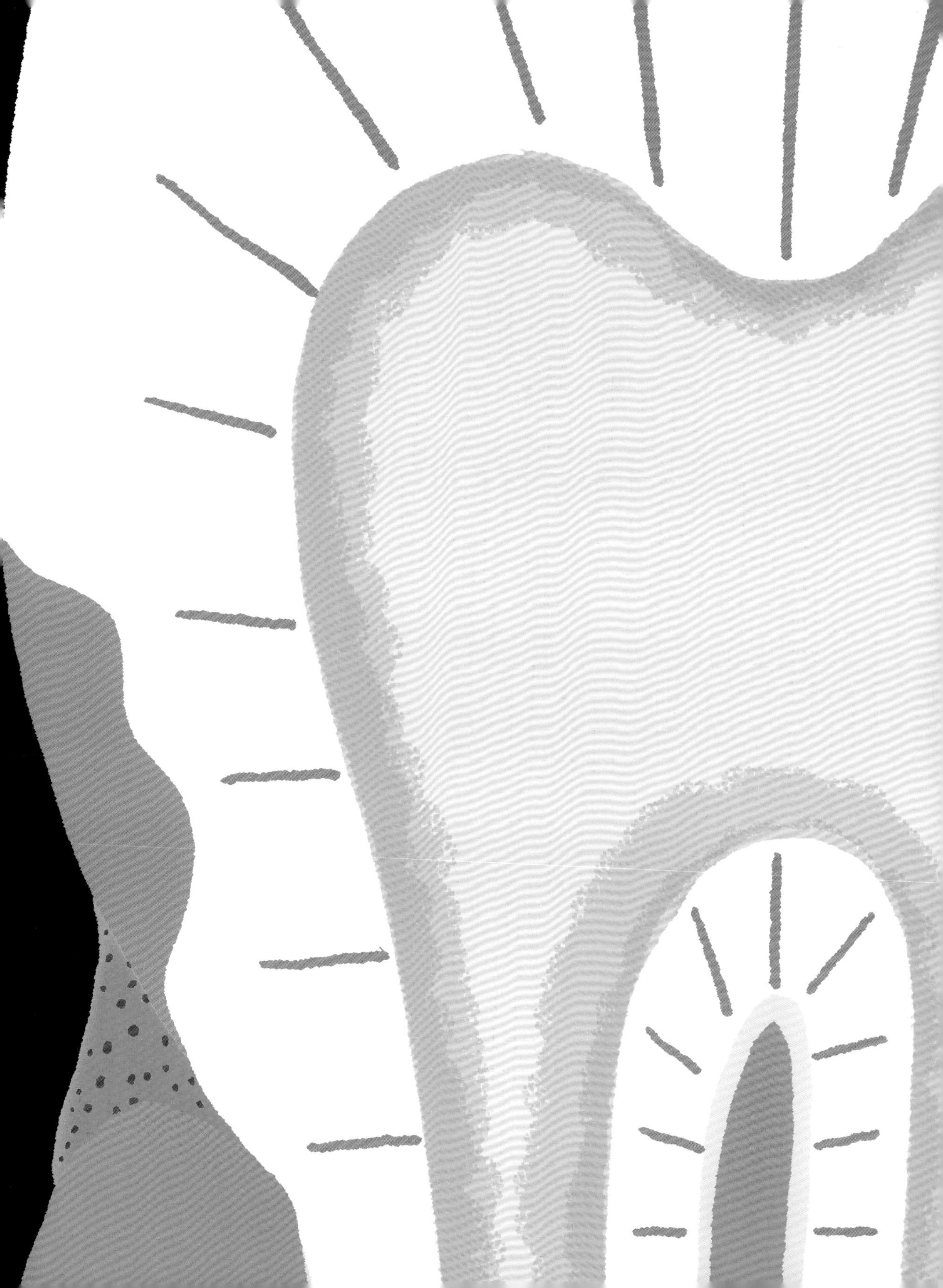

「でも、とけた歯《は》を
もとにもどしてくれるものが、
口《くち》の中《なか》には、ちゃんとあるよ」

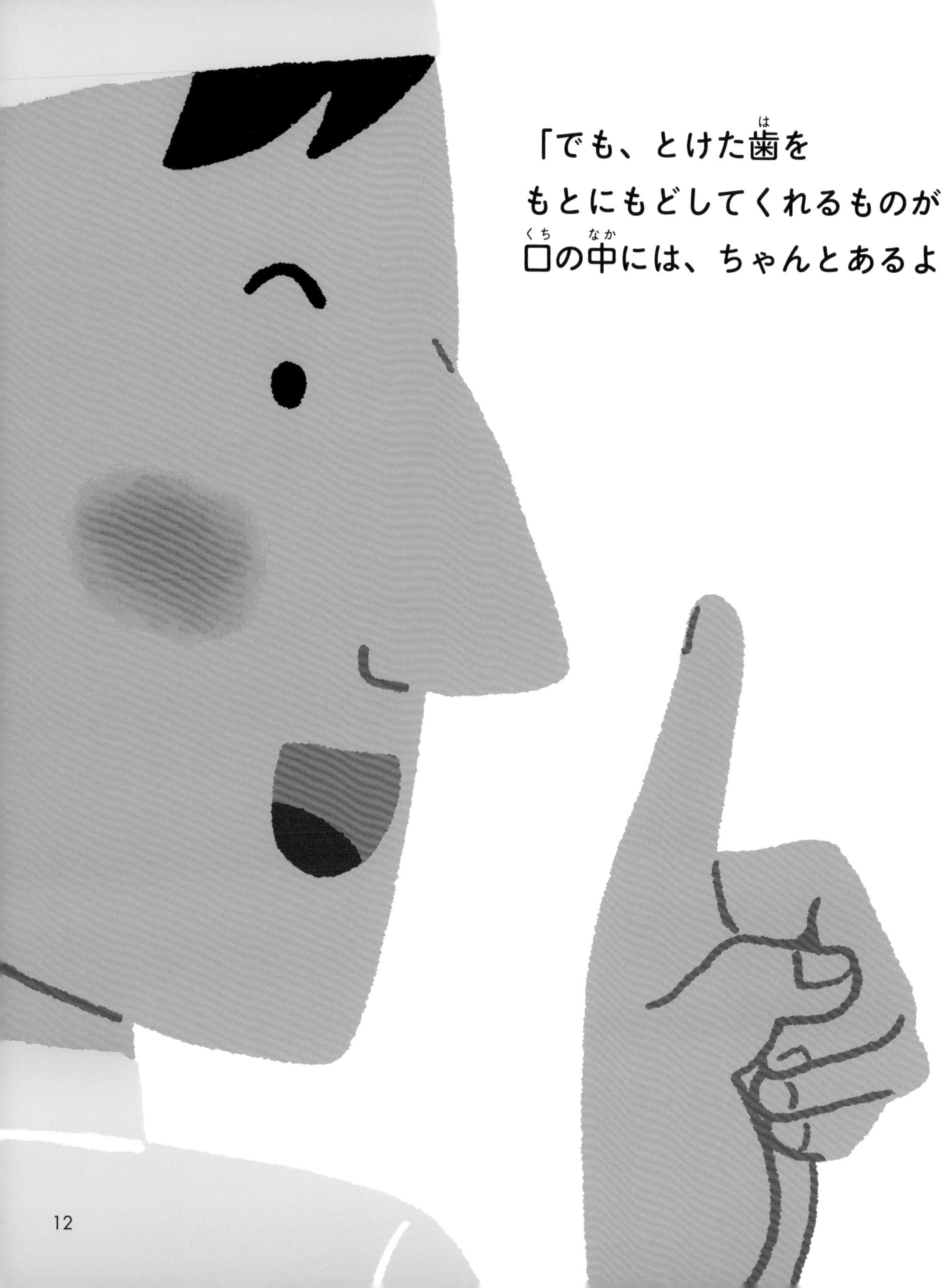

「なになに？」
めいちゃんは、きょうみしんしん。

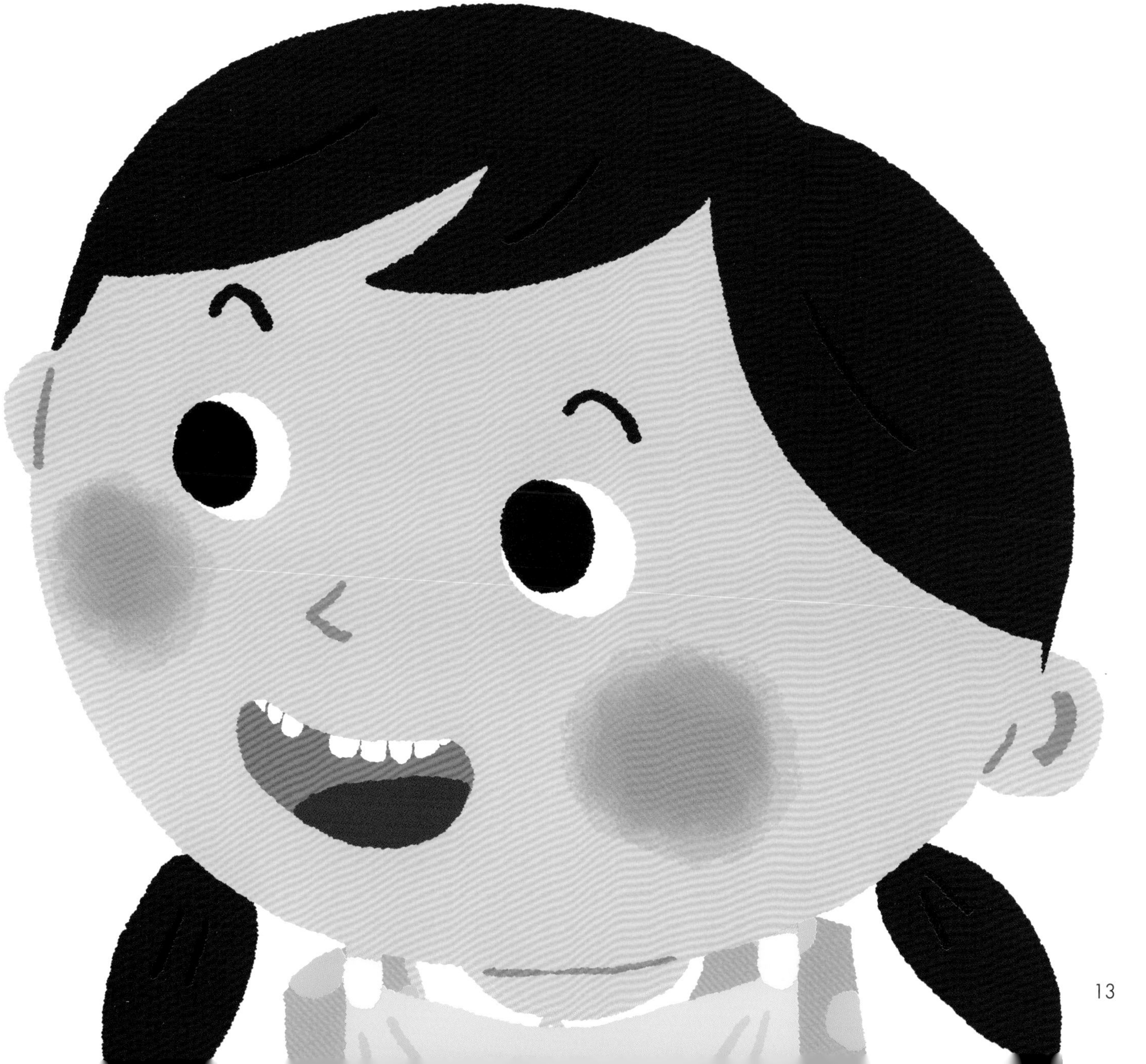

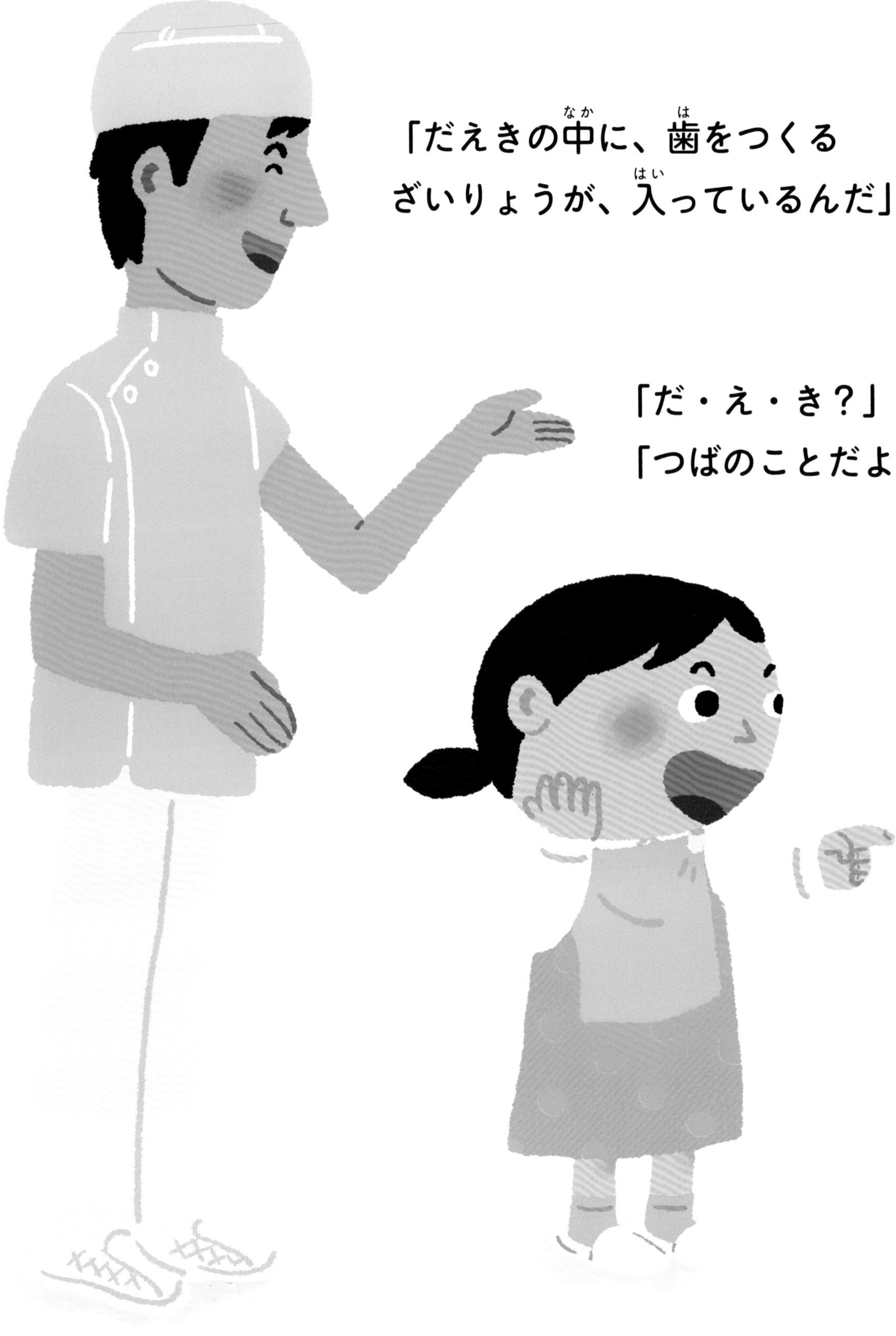

「だえきの中《なか》に、歯《は》をつくる
ざいりょうが、入《はい》っているんだ」

「だ・え・き？」
「つばのことだよ」

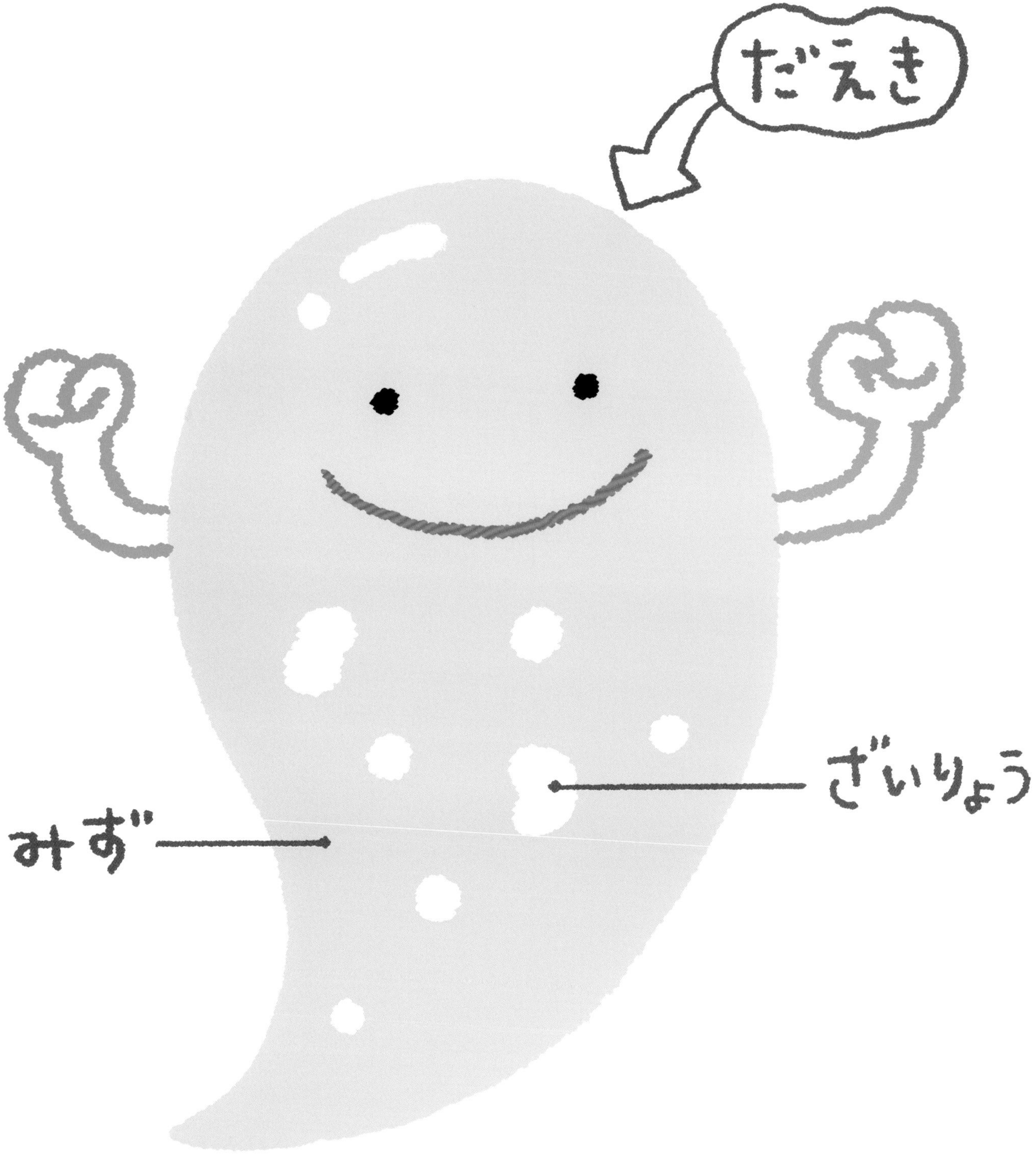
だえき
ざいりょう
みず

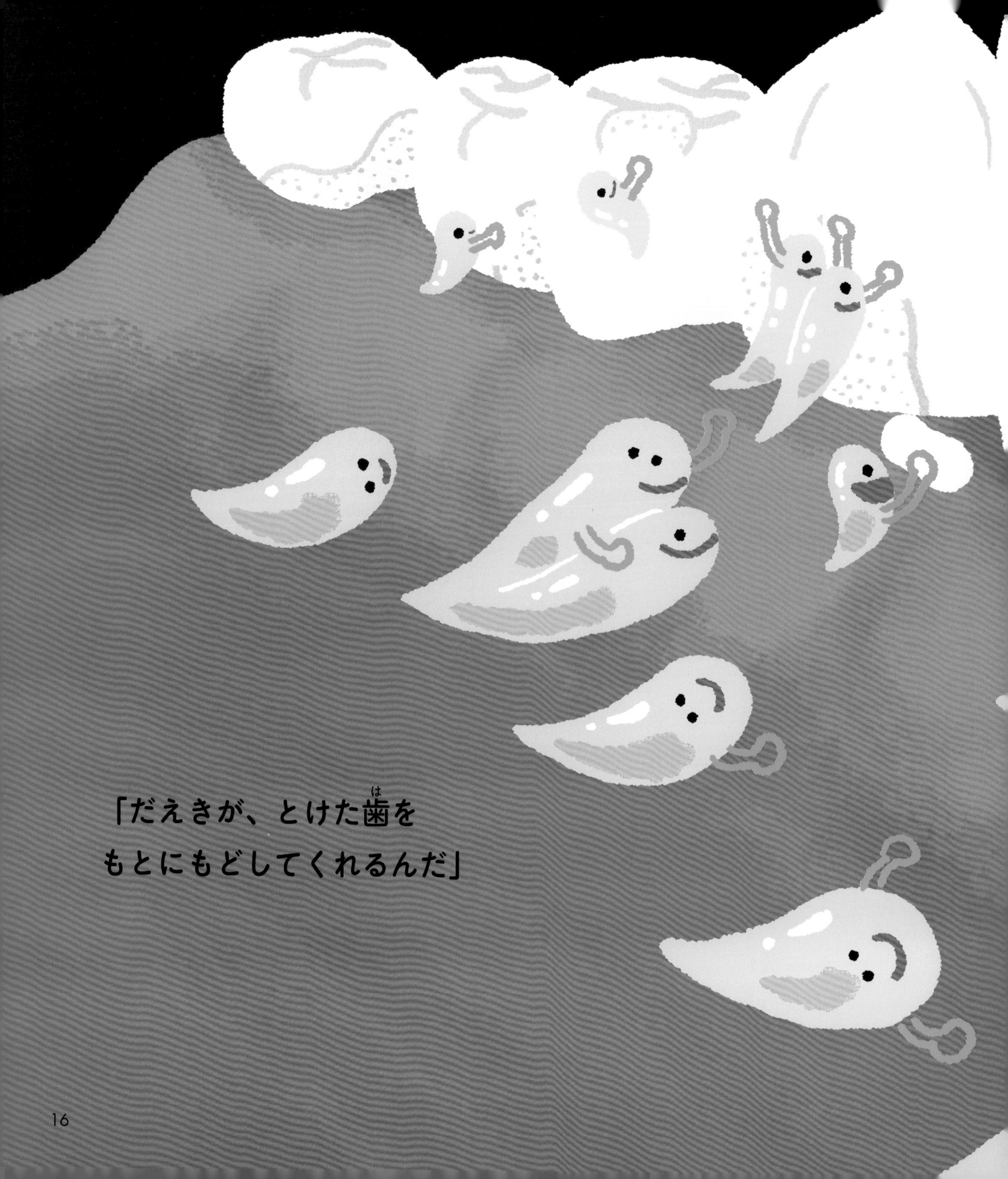

「だえきが、とけた歯《は》を
もとにもどしてくれるんだ」

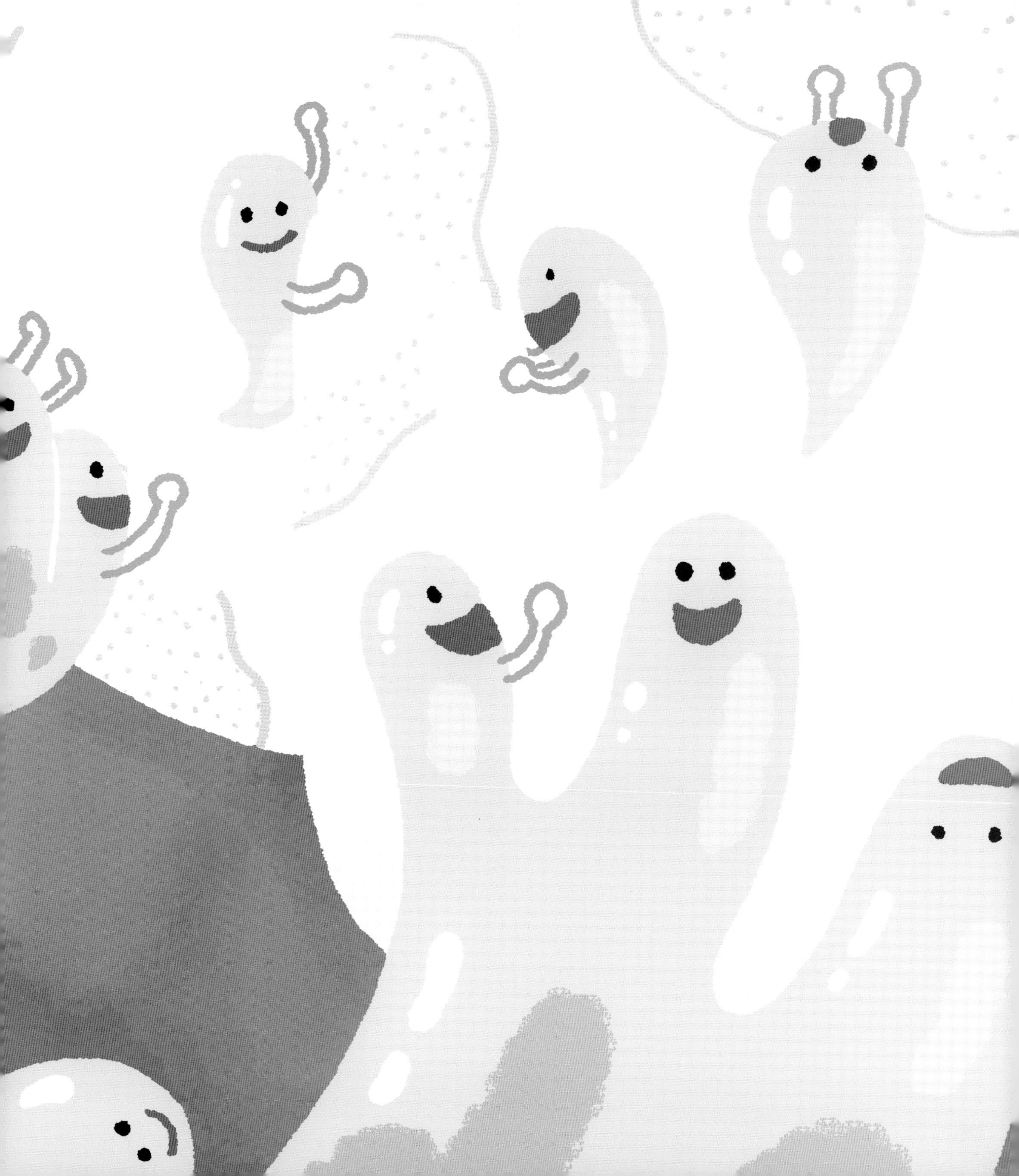

「すごーい！
だけど、それなら、むし歯《ば》にならないよね」
けんたろう先生《せんせい》は、くびをふりました。
「めいちゃん、ごはんとごはんのあいだに、
おやつを食《た》べつづけたら？」

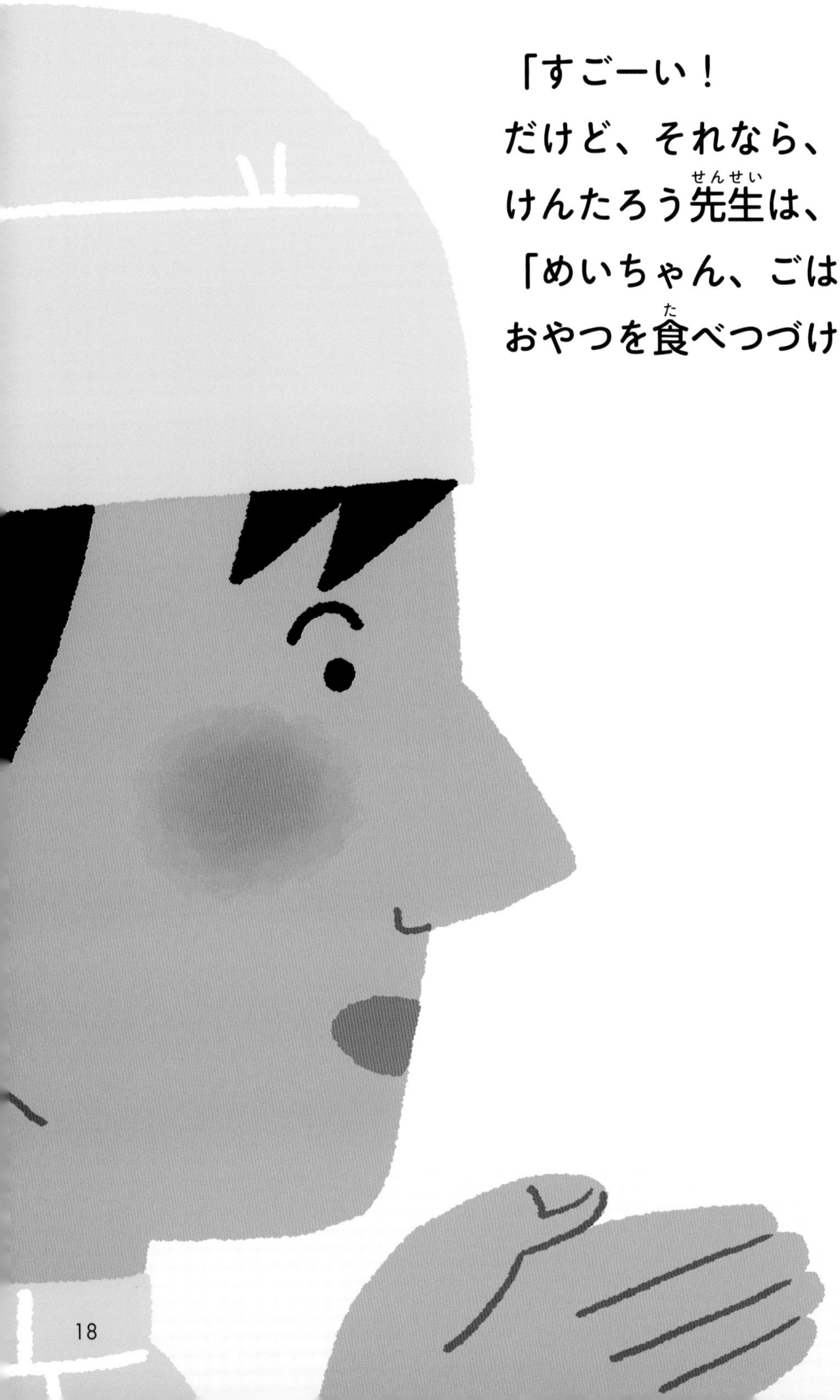

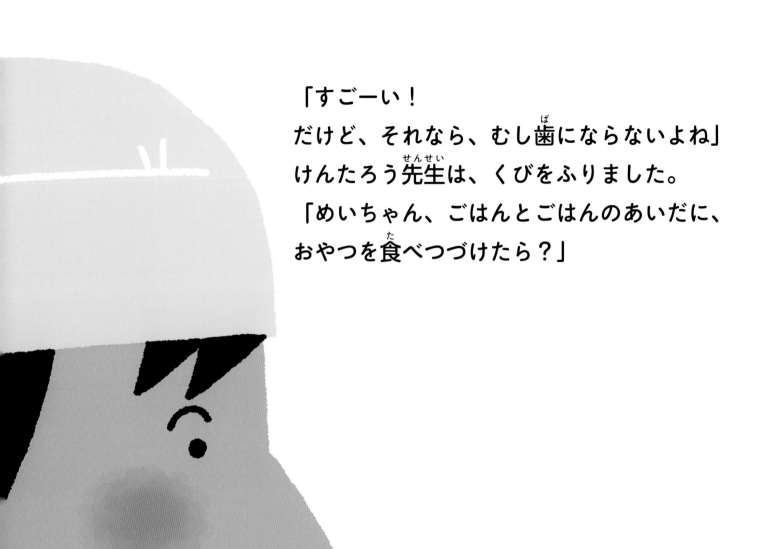

「んー……」

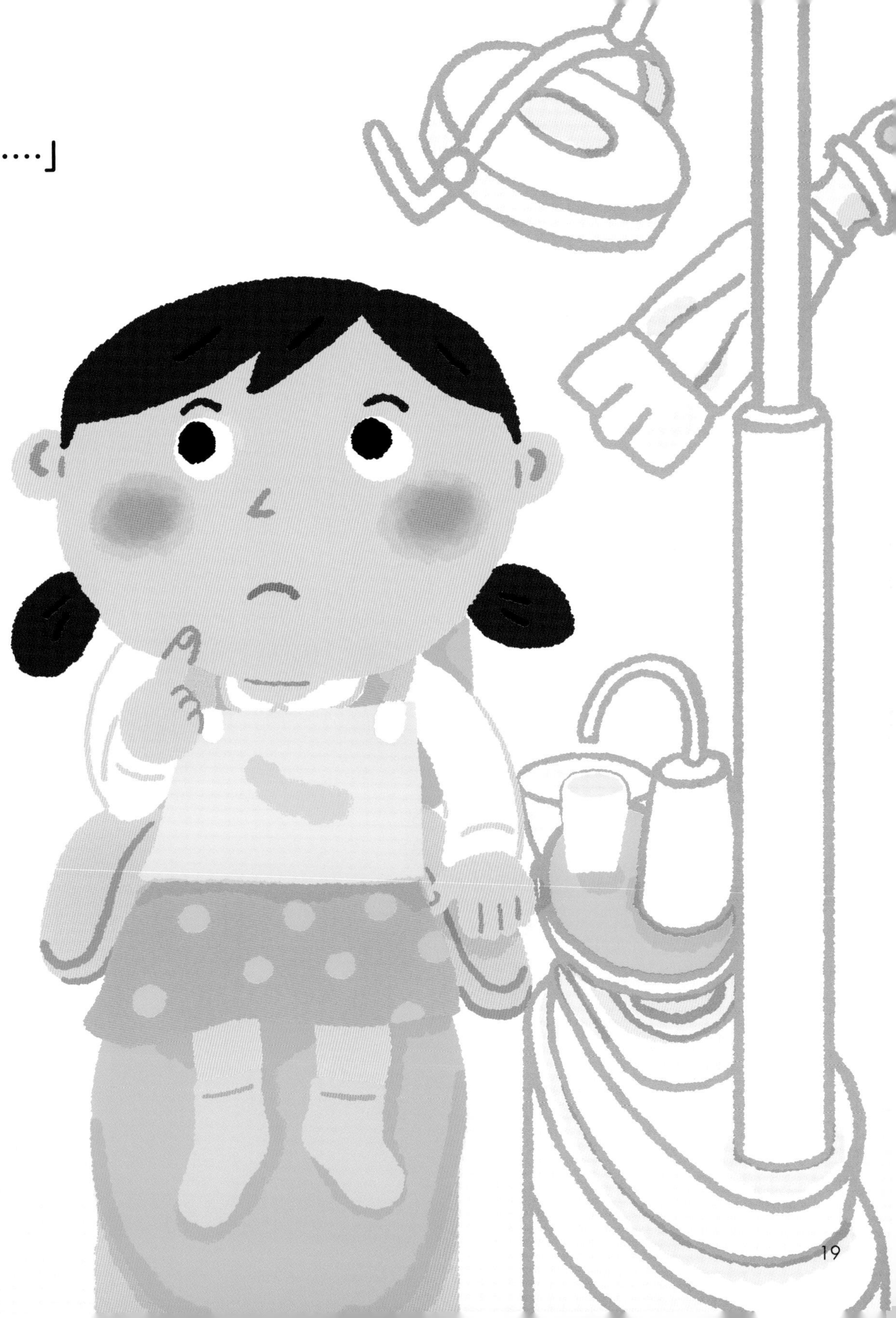

「歯《は》がとけつづける……？」

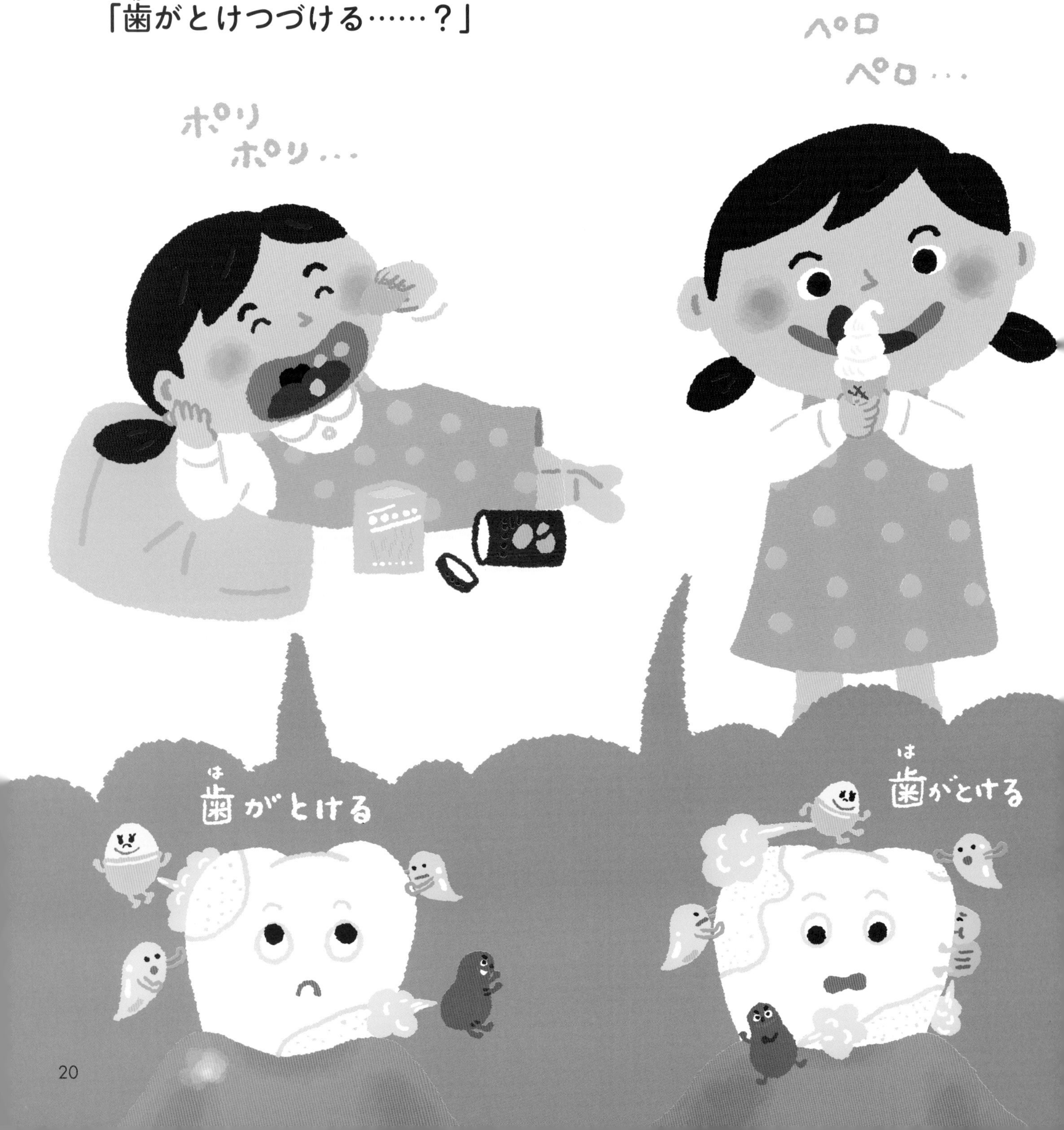
ポリ
ポリ…
ペロ
ペロ…
歯《は》がとける
歯《は》がとける

「そう！　もとにもどるのが、
まにあわなくなってしまうのさ」

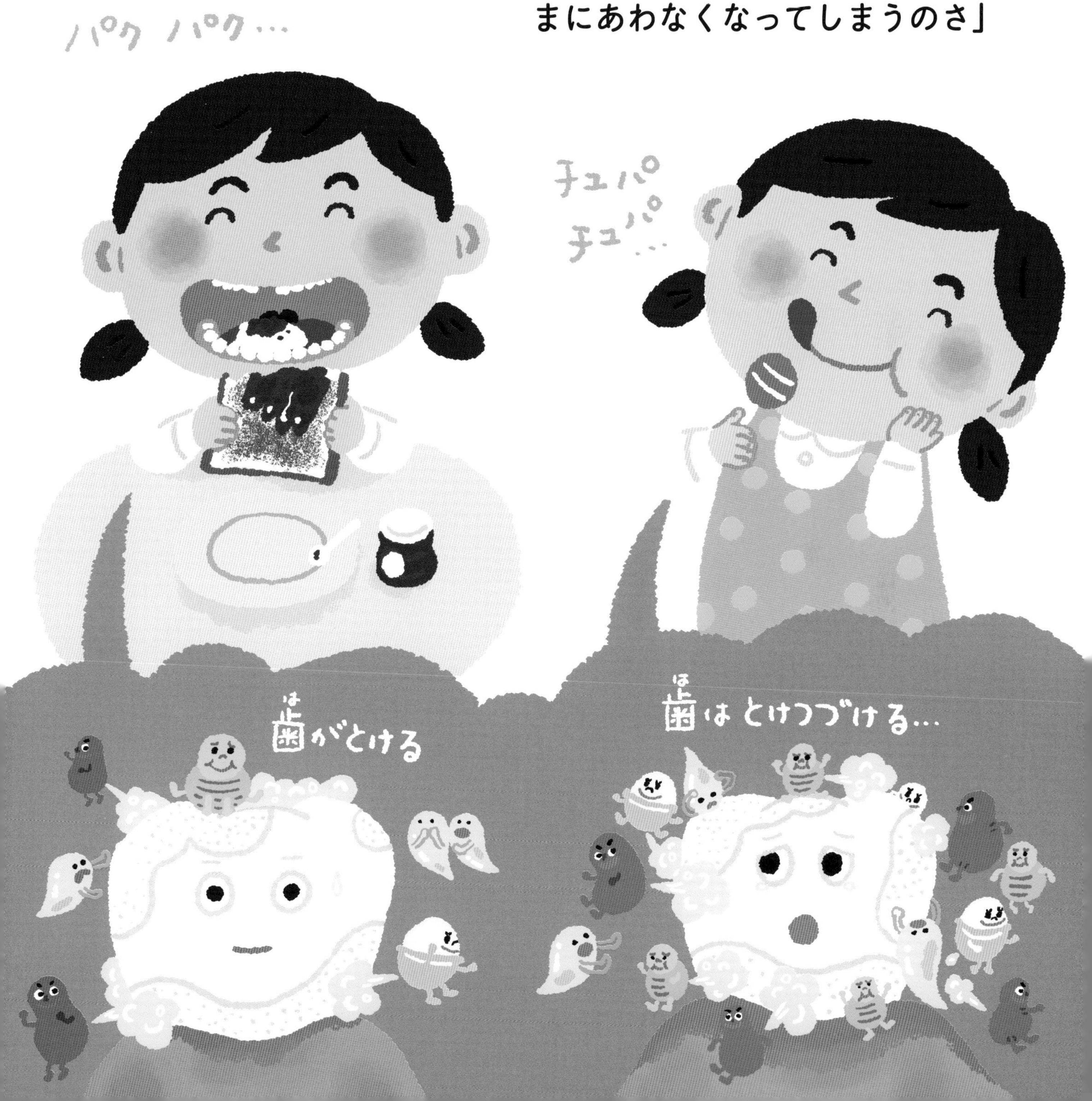

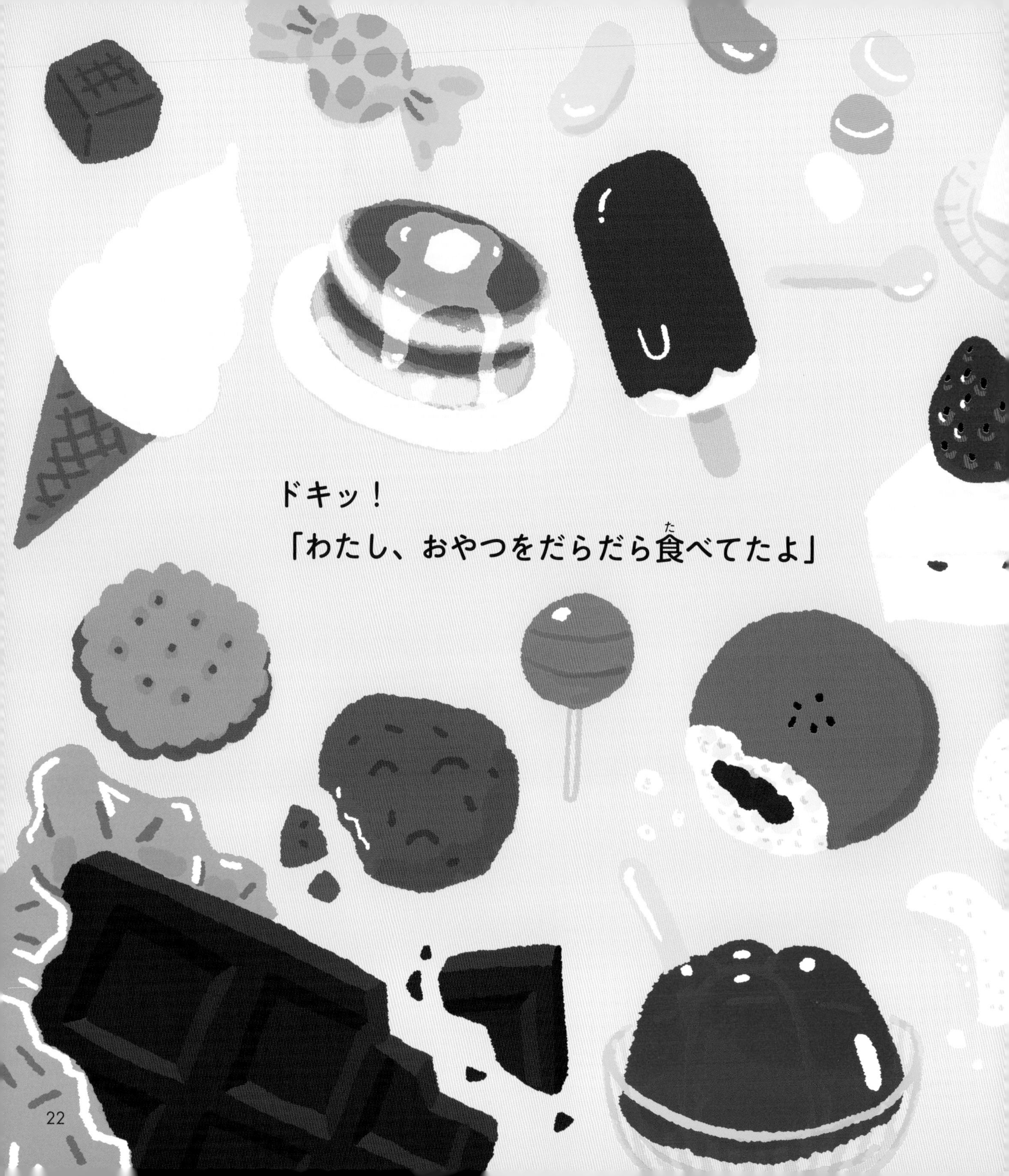

ドキッ！

「わたし、おやつをだらだら食《た》べてたよ」

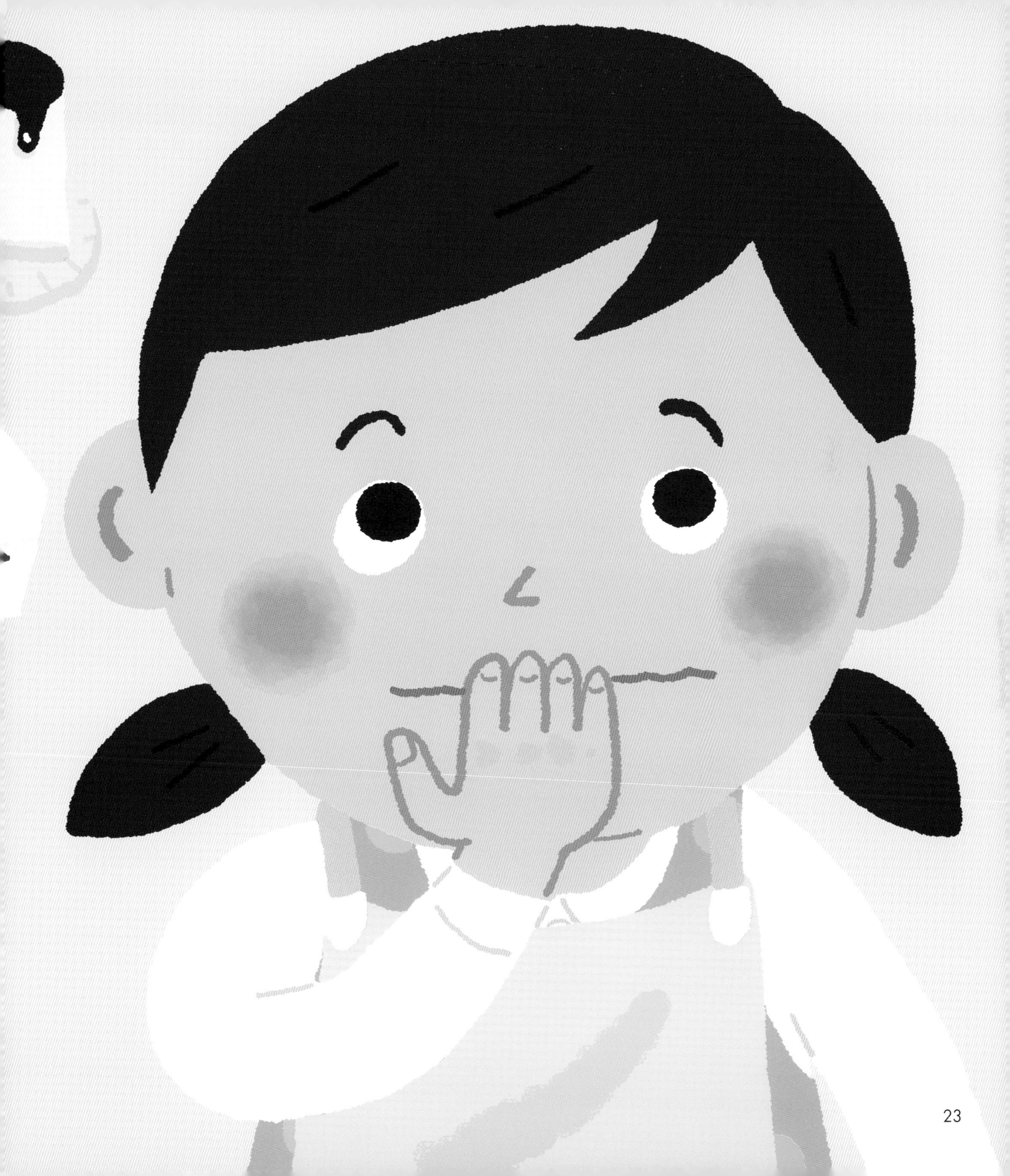

「歯《は》は、さんでとけて、だえきでもどって、
とけて、もどってをくりかえして、
どんどん、じょうぶになっていくんだよ。
だから、歯《は》がつよくなるような食《た》べかたをしよう！
ごはんやおやつは、３じかんくらい
あけて食《た》べるといいよ」

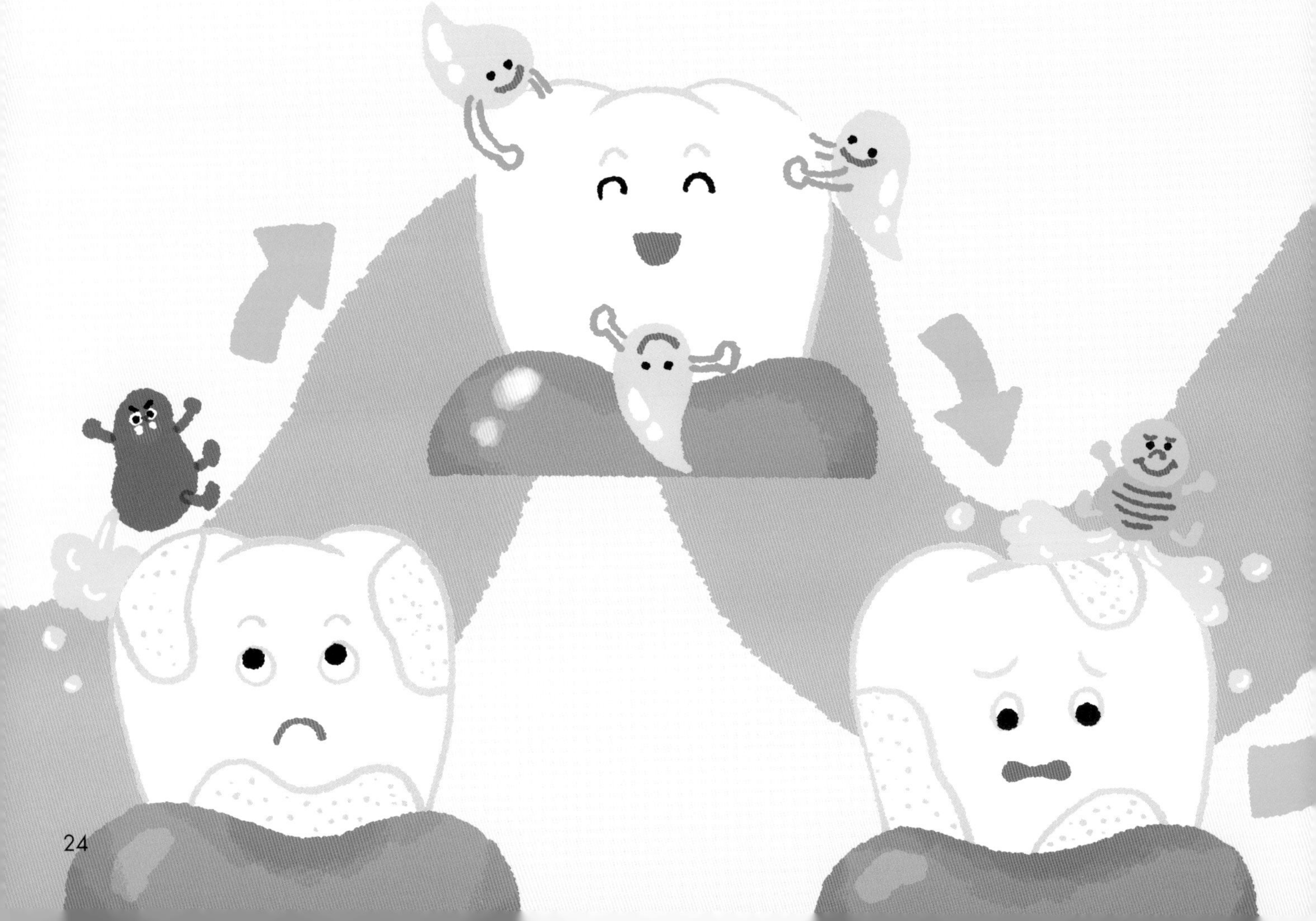

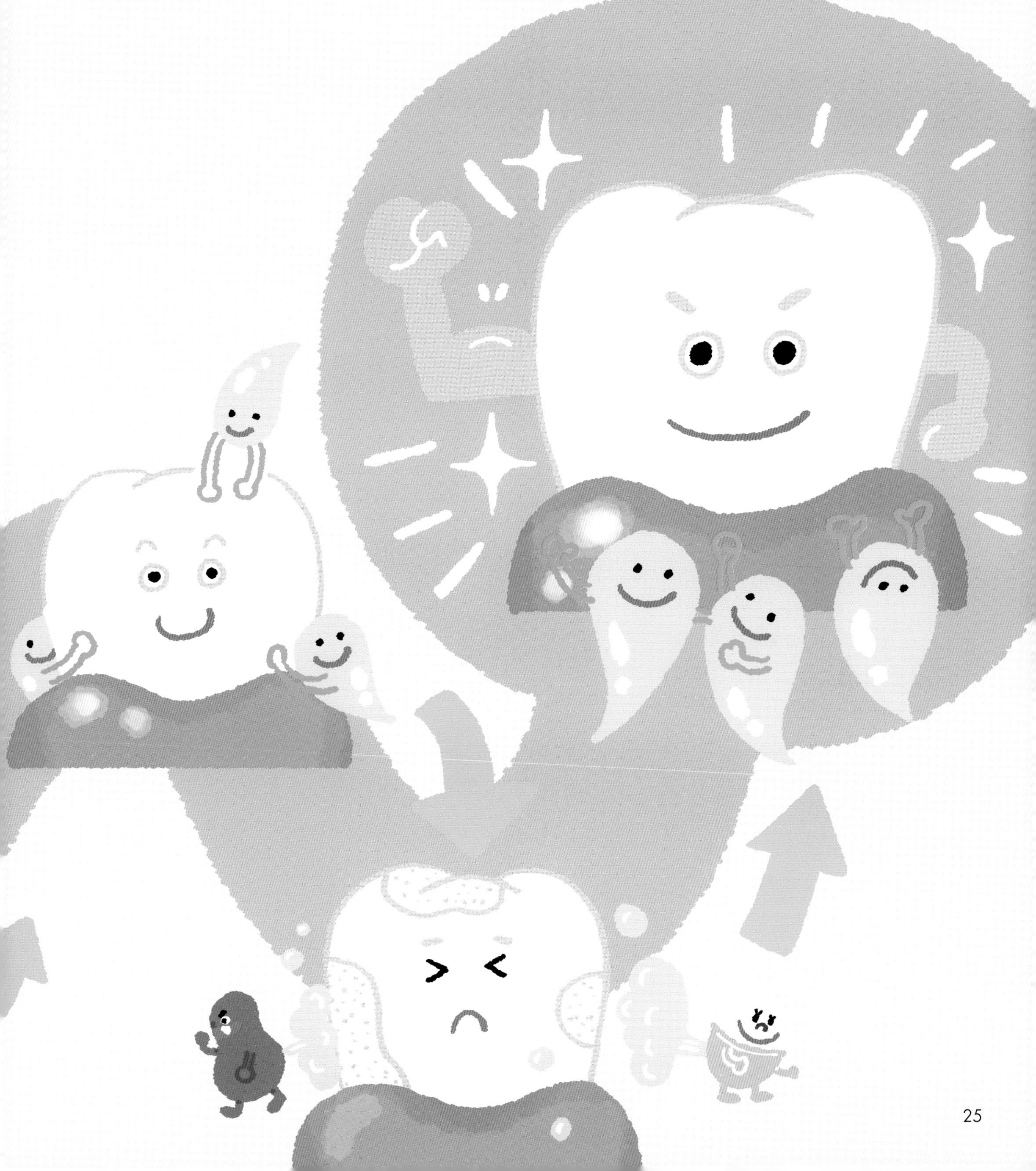

けんたろう先生《せんせい》は、
もっとおしえてくれました。
「だえきには、むし歯《ば》きんを
あらいながす力《ちから》もあるんだよ」

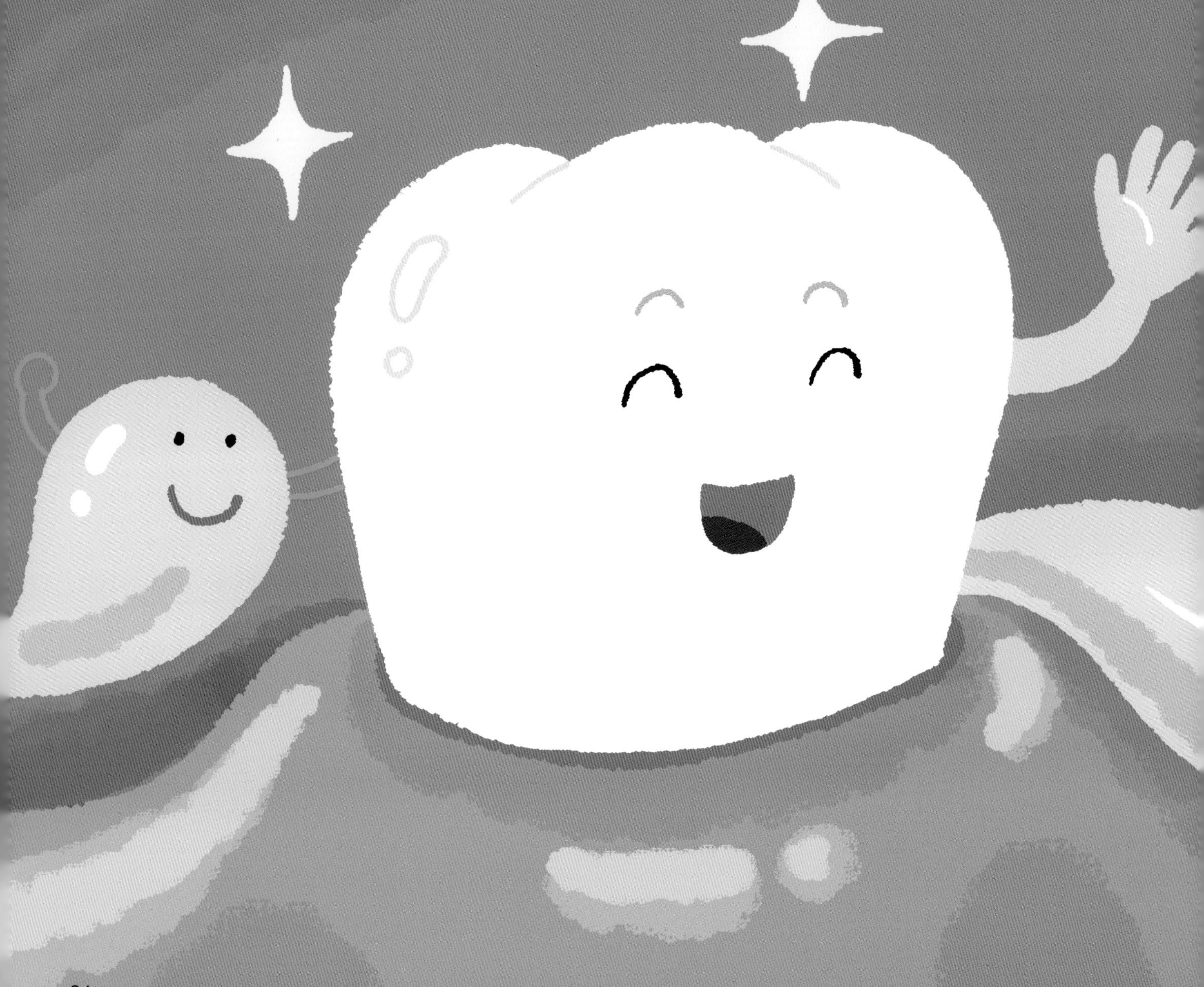

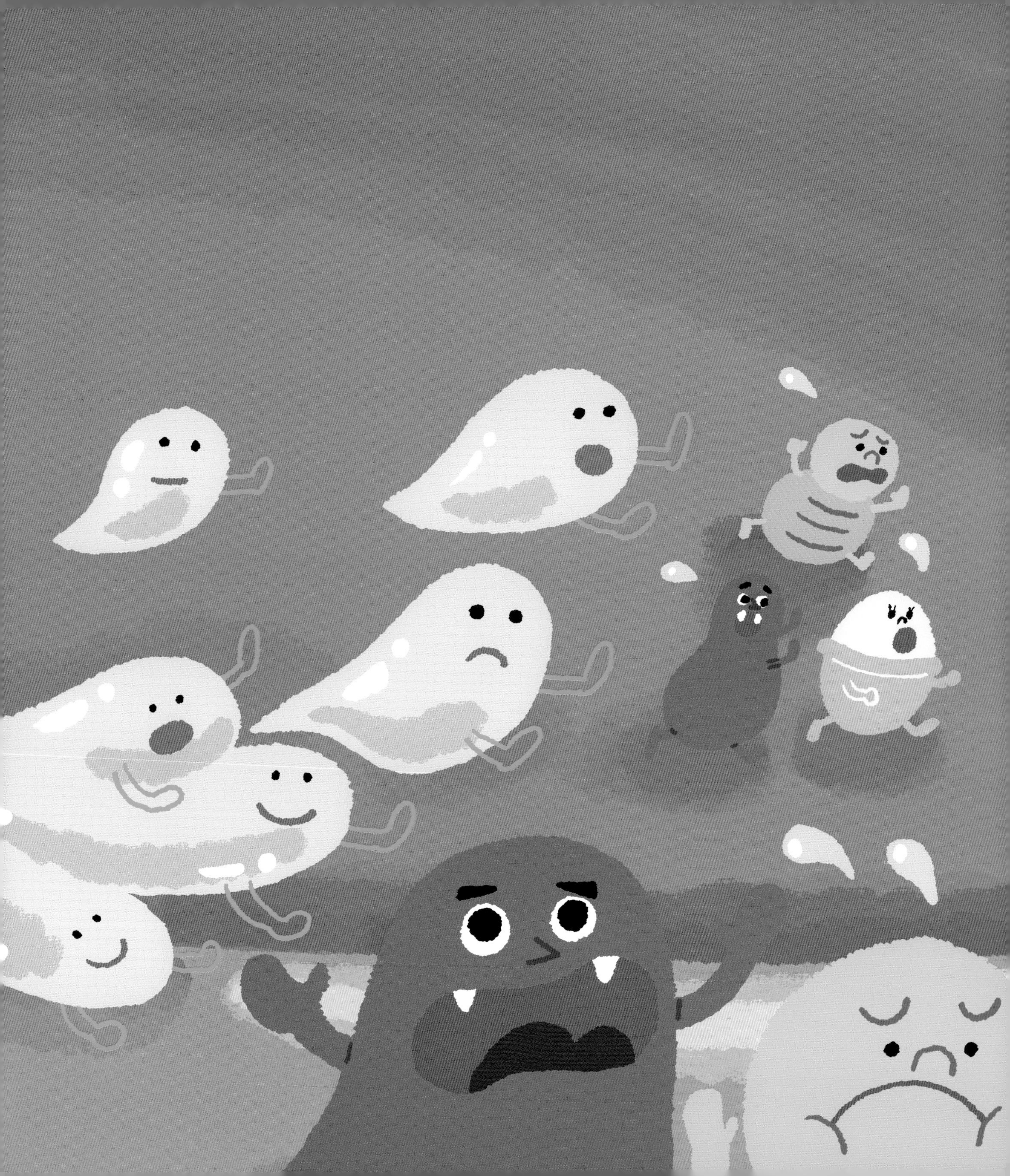

「ふうん……。だったら、
歯《は》みがきしなくってもいいよね？」

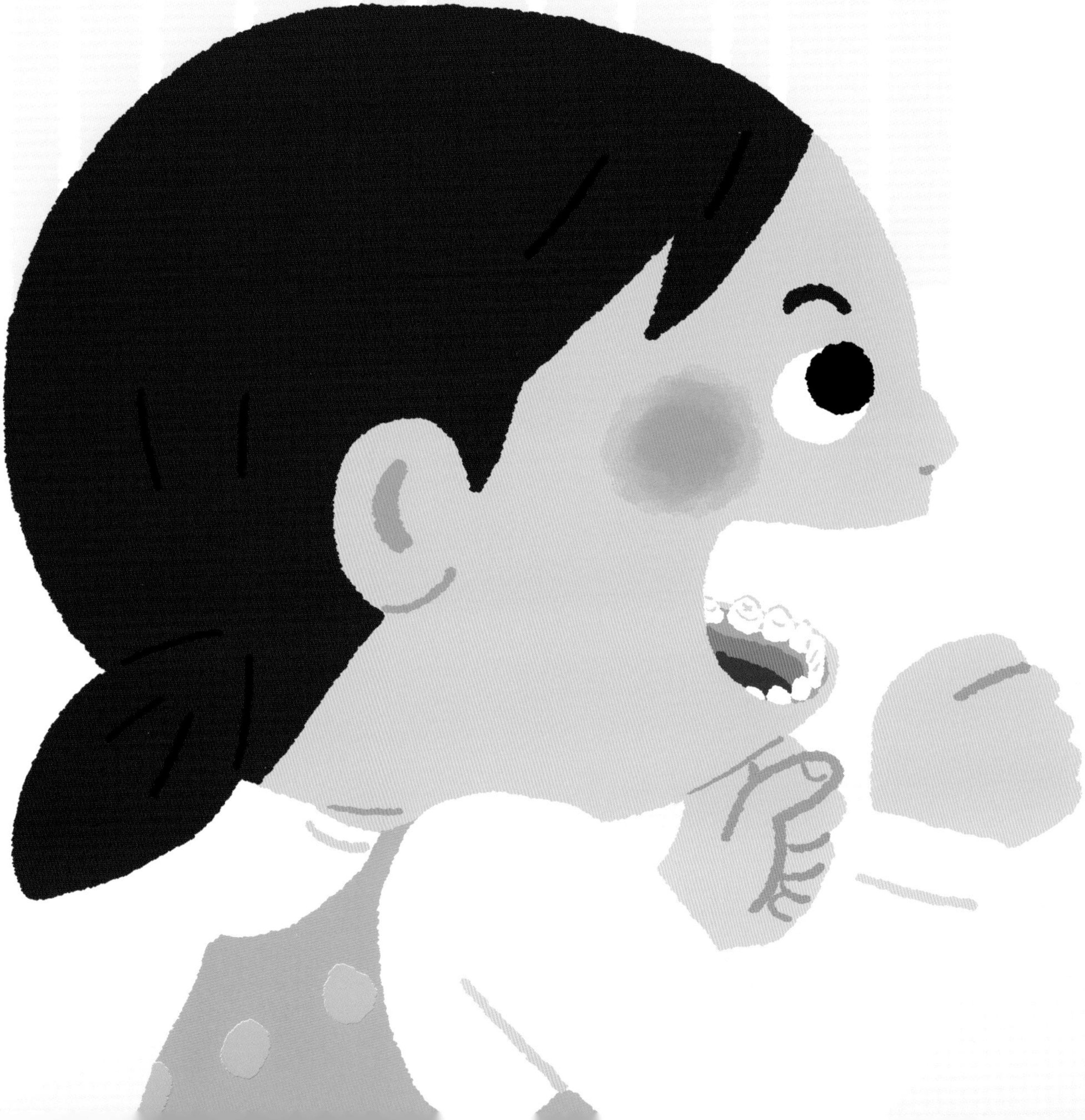

「それは、ちがうなあ。
よる、ねているときは、
だえきが出《で》にくくなるから、
むし歯《ば》になりやすいんだ。
歯《は》みがきを
しっかりしようね」

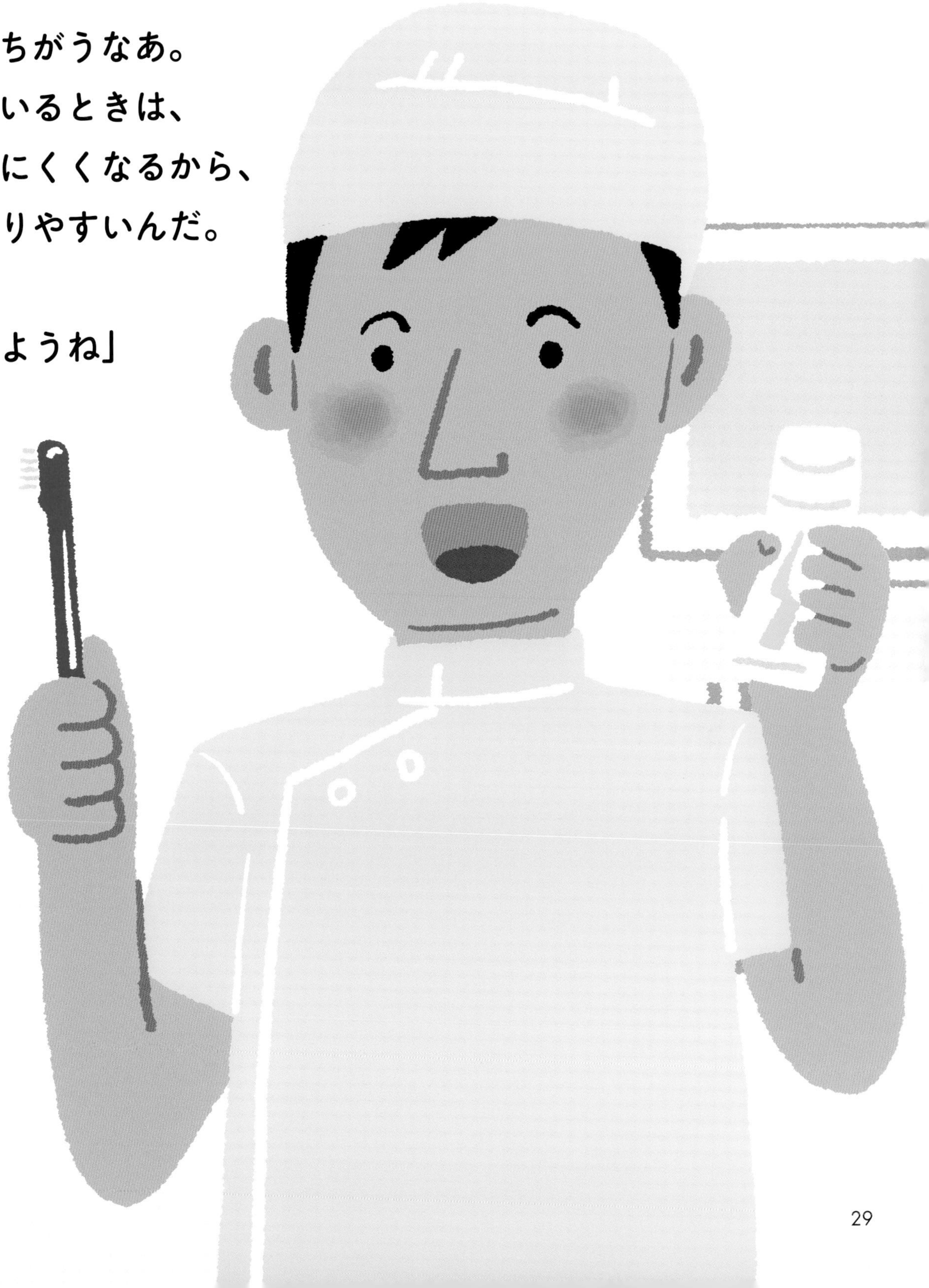

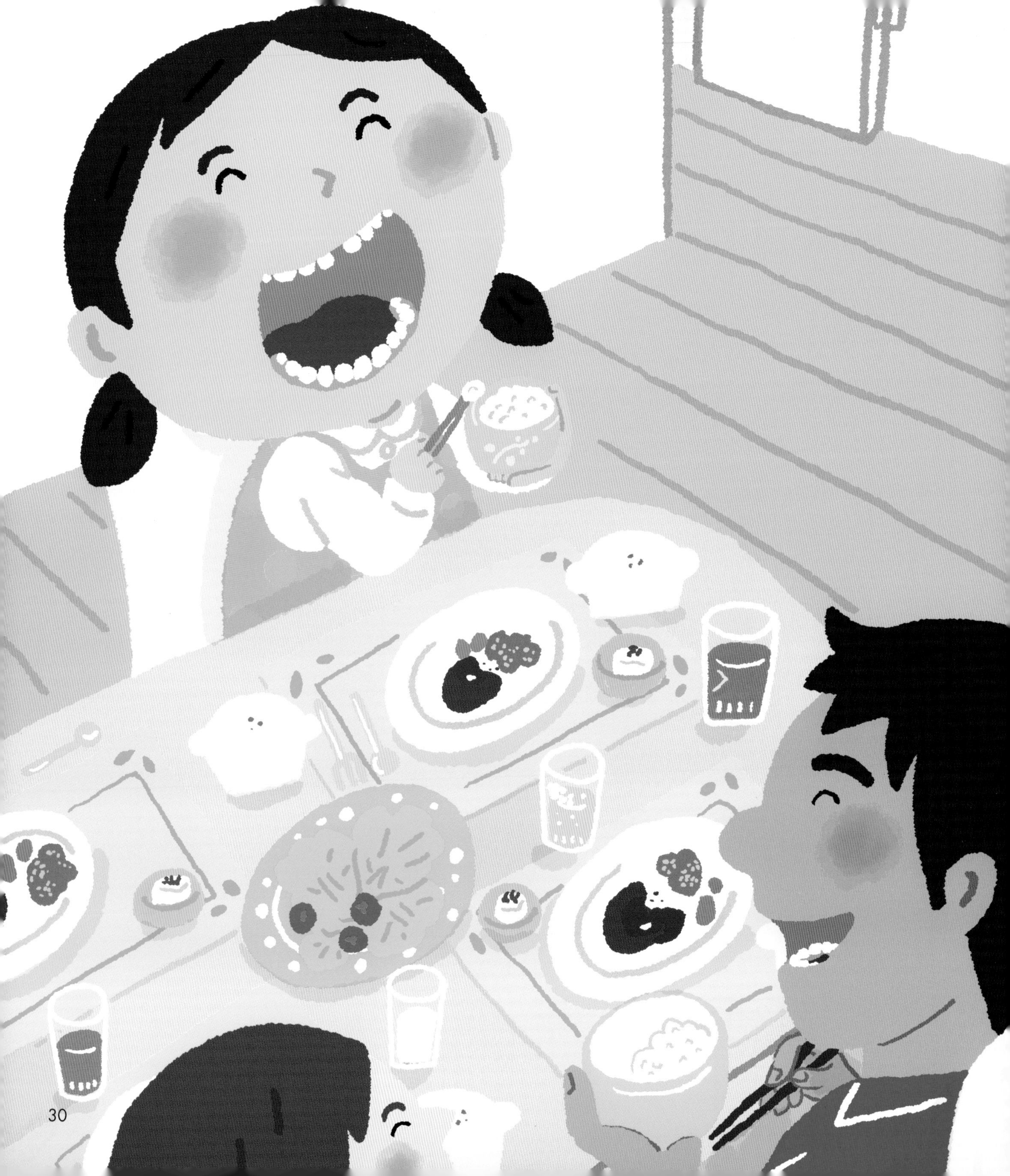

おやつをだらだら食《た》べるのをやめてから、
めいちゃんは、ごはんをおいしく
食《た》べられるようになりました。

「ねるまえの歯《は》みがきも、
わすれずにしなくっちゃ！」

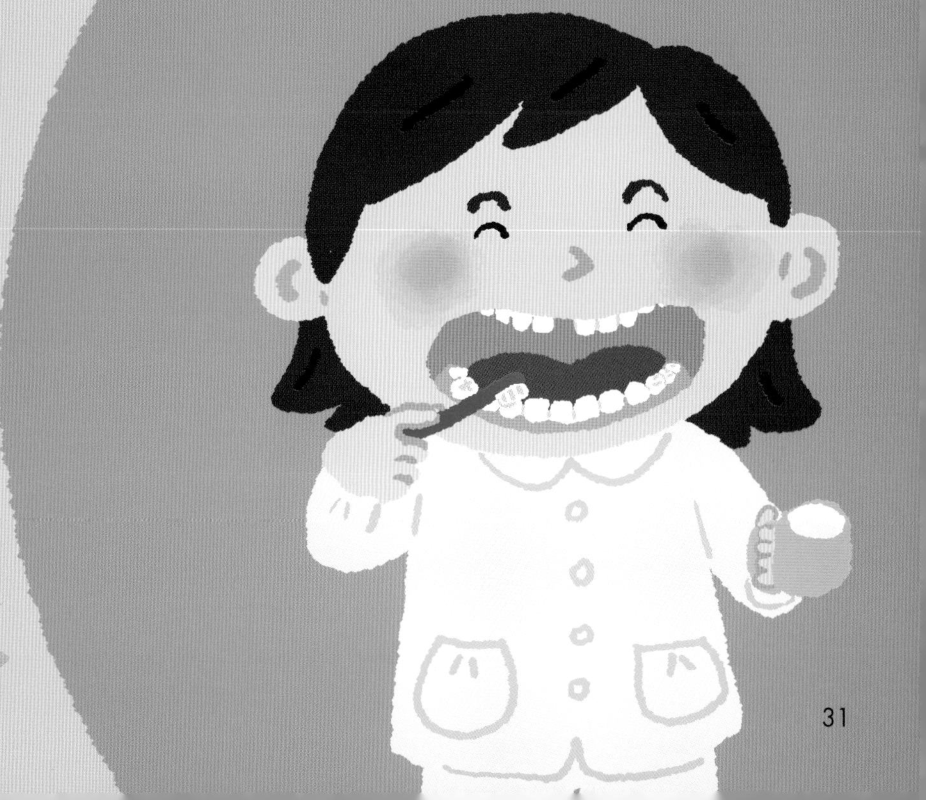

文　**北川 チハル**

保育士を経て作家になる。『チコのまあにいちゃん』(岩崎書店)で2003年児童文芸新人賞受賞。『ふでばこから空』(文研出版)で2019年ひろすけ童話賞、児童ペン賞童話賞受賞。『たびいえさん』(くもん出版)、『えっちゃんええやん』(文研出版)、『おねえちゃんってふしぎだな』(あかね書房)、『かわいいかわいいだーいすき』(アリス館)他著書多数。絵本ライブ、子育て・子ども読書支援等実践。日本児童文芸家協会理事。絵本教室アミーニ講師。朝日放送テレビ番組審議会委員。

絵　**ながおか えつこ**

企業内マーケティング部勤務の後、デザイン事務所設立。現在はフリーのイラストレーターとして活動するかたわら、夫婦で珈琲豆焙煎所を経営。主な仕事は、児童書・月刊絵本・雑誌等の挿絵、Web・パッケージ用イラストなど。装丁画・挿絵に『コーヒー豆を追いかけて』『凸凹あいうえおの手紙』(ともに、くもん出版)、『お母さんは、だいじょうぶ』(毎日新聞出版)など。

監修　**大西 陽一郎**

大阪歯科大学卒業。兵庫県加古川市にて開業。兵庫歯科学院専門学校臨床実習講師、兵庫県立加古川看護専門学校非常勤講師などを務める。日本ヘルスケア歯科研究会会員。

校閲協力●蓬田 愛
装丁・デザイン●鷹嘴 麻衣子
企画・編集●氷室 真理子(アミーニ)

知ってびっくり!　歯のひみつがわかる絵本
つよい歯をつくろう

2020年2月27日　初版第1刷発行
2020年5月24日　初版第2刷発行

文　北川 チハル
絵　ながおか えつこ
発行人　志村直人
発行所　株式会社くもん出版
〒108-8617　東京都港区高輪4-10-18 京急第1ビル 13F
電話　03-6836-0301（代表）
03-6836-0317（編集部直通）
03-6836-0305（営業部直通）
ホームページアドレス　https:// www.kumonshuppan.com/
印刷・製本　図書印刷株式会社

NDC497・くもん出版・32P・24cm・2020年・ISBN978-4-7743-3061-7

CD56218